# 112 Recetas De Jugos y Comidas Para Mejorar El Sueño:

Comer Bien Para Que Pueda Dormir Mejor Por La Noche Sin Tener Que Tomar Píldoras

Por

**Joe Correa CSN**

# DERECHOS DE AUTOR

Esta publicación está diseñada para proveer información precisa y autoritaria respecto al tema en cuestión. Es vendido con el entendimiento de que ni el autor ni el editor están envueltos en brindar consejo médico. Si éste fuese necesario, consultar con un doctor. Este libro es considerado una guía y no debería ser utilizado en ninguna forma perjudicial para su salud. Consulte con un médico antes de iniciar este plan nutricional para asegurarse que sea correcto para usted.

## RECONOCIMIENTOS

Este libro está dedicado a mis amigos y familiares que han tenido una leve o grave enfermedad, para que puedan encontrar una solución y hacer los cambios necesarios en su vida.

# 112 Recetas De Jugos y Comidas Para Mejorar El Sueño:

## Comer Bien Para Que Pueda Dormir Mejor Por La Noche Sin Tener Que Tomar Píldoras

Por

**Joe Correa CSN**

# CONTENIDOS

Derechos de Autor

Reconocimientos

Acerca Del Autor

Introducción

112 Recetas De Jugos y Comidas Para Mejorar El Sueño: Comer Bien Para Que Pueda Dormir Mejor Por La Noche Sin Tener Que Tomar Píldoras

Otros Títulos de Este Autor

## ACERCA DEL AUTOR

Luego de años de investigación, honestamente creo en los efectos positivos que una nutrición apropiada pueden tener en el cuerpo y la mente. Mi conocimiento y experiencia me han ayudado a vivir más saludablemente a lo largo de los años y los cuales he compartido con familia y amigos. Cuanto más sepa acerca de comer y beber saludable, más pronto querrá cambiar su vida y sus hábitos alimenticios.

La nutrición es una parte clave en el proceso de estar saludable y vivir más, así que empiece ahora. El primer paso es el más importante y el más significativo.

# INTRODUCCION

112 Recetas De Jugos y Comidas Para Mejorar El Sueño: Comer Bien Para Que Pueda Dormir Mejor Por La Noche Sin Tener Que Tomar Píldoras

Por Joe Correa CSN

Muchos factores pueden afectar un buen sueño y crear desórdenes y otros problemas relacionados con el sueño. Los problemas más comunes incluyen los ronquidos, insomnio, y la falta de sueño profundo. Tener alguno de estos síntomas puede tener efectos serios en nuestra vida, y podría encontrarse sintiéndose deprimido e irritable, con dificultad para recordar información y antojo de comidas poco saludables.

El punto es que 7-8 horas de sueño por noche son cruciales para la salud general y el bienestar. Las buenas noticias son que hay mucho que usted puede hacer. Hay ciertos alimentos que han sido demostrados en ayudar o afectar su sueño.

Por esta razón, he creado una colección de recetas de jugos y comidas para desórdenes de sueño y para mejorar el sueño. Estas recetas están basadas en ingredientes saludables específicos, que lo ayudarán a relajar su cuerpo y prepararlo para una buena noche de sueño.

Tome algunos minutos y prepare alguno de estos jugos antes de dormir, y los resultados se verán en poco tiempo.

Pruebe todas estas recetas de jugos y comidas y vea cómo cambios en su dieta pueden mejorar su sueño y permitirle sentirse mejor durante el día.

# 112 RECETAS DE JUGOS Y COMIDAS PARA MEJORAR EL SUEÑO: COMER BIEN PARA QUE PUEDA DORMIR MEJOR POR LA NOCHE SIN TENER QUE TOMAR PÍLDORAS

## COMIDAS

### 1.     Rollos de Repollo con Pavo y Arroz

**Ingredientes:**

- 1 libra de hojas de repollo frescas
- 1 filete de pavo mediano, sin hueso y sin piel
- ½ taza de arroz, cocido
- 1 tomate mediano
- 1 cucharada de perejil fresco, en trozos
- ¼ cucharadita de sal marina
- ¼ cucharadita de pimienta negra, molida
- 5 cucharadas de aceite de oliva

**Preparación:**

Lavar y secar la carne. Usando un cuchillo afilado, cortar en piezas pequeñas.

Lavar, pelar y trozar el tomate. Poner en un tazón grande. Combinar con la carne, arroz, perejil, sal y pimienta. Añadir 2 cucharadas de aceite de oliva y mezclar. Poner 2 cucharadas de esta mezcla en el centro de cada hoja de repollo. Enrollar y asegurar las puntas.

Agregar el aceite restante a una olla profunda. Poner los rollos en la olla y añadir 1 taza de agua. Cubrir y cocinar a fuego mínimo por 1 hora.

**Información nutricional por porción:** Kcal: 117, Proteínas: 8.81g, Carbohidratos: 8.97g, Grasas: 5.31g

## 2.    Mousse de Almendra y Coco

### Ingredientes:

- ½ taza de arándanos
- ¼ taza de frutillas
- ½ taza de leche de almendra
- 2 tazas de leche de coco
- 1 cucharada de Yogurt griego, 2% grasa
- ¼ taza de almendras en trozos, en trozos finos
- 1 cucharada de extracto de vainilla
- canela a gusto

### Preparación:

En un tazón grande, combinar el yogurt griego con la leche de coco y leche de almendra. Batir bien con una batidora eléctrica hasta obtener un mousse espumoso. Transferir a una procesadora y añadir las bayas, extracto de vainilla y canela. Cubrir con almendras en trozos.

**Información nutricional por porción:** Kcal: 134 Proteínas: 29.3g, Carbohidratos: 34, Grasas: 15.9g

## 3.    Quínoa Caliente con Banana y Semillas de Chía

**Ingredientes:**

- 2 cucharaditas de semillas de chía, remojadas
- ½ taza de leche de almendra
- 1.5 onzas quínoa
- ½ taza de agua
- 1 banana pequeña, sin piel y en rodajas
- 2 cucharadas de arándanos
- 1 cucharada de miel
- 1 cucharada de almendras, en trozos gruesos

**Preparación:**

Combinar el agua y leche de almendra en una cacerola mediana. Hervir y añadir la quínoa. Reducir el fuego y cocinar por 20 minutos, o hasta que el agua evapore.

Mientras tanto, aplastar ½ banana con un tenedor. Dejar la otra mitad en rodajas. Trozar la almendra y dejar a un lado.

Transferir la quínoa cocida a un tazón. Agregar la banana aplastada, arándanos, miel y semillas de chía.

Cubrir con banana en rodajas y almendras.

**Información nutricional por porción:** Kcal: 306 Proteínas: 17g, Carbohidratos: 33, Grasas: 14g

## 4. Panqueques de Linaza con Arándanos y Yogurt Griego

### Ingredientes:

- 4 huevos, Enriquecidos con omega 3
- 4 cucharadas harina de trigo
- 4 cucharadas semillas de linaza, molidas
- 1 taza de leche de almendra
- ¼ cucharadita de sal
- 1 taza de Yogurt griego
- 1 taza de arándanos frescos
- Aceite de linaza

### Preparación:

Combinar los ingredientes en un tazón. Batir bien con una batidora eléctrica al máximo. Calentar el aceite en una sartén mediana a fuego máximo. Verter un poco de la mezcla en la sartén y freír por 2-3 minutos de cada lado. Esta mezcla le dará 8 panqueques. Cubrir cada panqueque con yogurt griego y arándanos frescos. Servir.

**Información nutricional por porción:** Kcal: 161 Proteínas: 16.5g, Carbohidratos: 10, Grasas: 5g

## 5.    Huevos Rellenos con Camarones, Palta y Berro

### Ingredientes:

- 2 huevos
- 4 camarones pequeños
- 1 cucharada de Mostaza de Dijon
- ¼ cucharadita de pimienta negra recién molida
- 1 palta mediana, por la mitad
- Un puñado de berro en trozos finos
- Aceite de oliva extra virgen
- ¼ taza de jugo de limón fresco
- Lechuga fresca

### Preparación:

Calentar 2 cucharadas de aceite a fuego medio. Añadir los camarones y freír por 5 minutos. Remover y dejar a un lado.

Mientras tanto, hervir los huevos. Poner 2 huevos en una olla con agua hirviendo. Cocinar por 10 minutos. Lavar y colar. Dejar enfriar y pelar. Cortarlos por la mitad y remover la yema.

En un tazón mediano, combinar las yemas con ½ palta, mostaza, pimienta negra y jugo de limón. Transferir a una licuadora y pulsar para combinar. Usar esta mezcla para rellenar cada mitad de huevo.

Cubrir cada huevo con berro y 1 camarón. Puede añadir sal a gusto.

Servir con lechuga fresca y palta en trozos.

**Información nutricional por porción:** Kcal: 170 Proteínas: 29g, Carbohidratos: 8, Grasas: 11g

## 6.    Yogurt Griego con Muesli, Miel y Kiwi

## Ingredientes:

- 3.5 onzas Yogurt griego
- 1 cucharada de miel
- ¼ taza de muesli (Uso copos de avena con frutas secas, pero cualquier otra combinación funcionará)
- ½ banana grande o 1 banana pequeña, sin piel y en rodajas
- 2 cucharadas de pasas de uva
- 2 cucharadas de nueces, en trozos finos

## Preparación:

Combinar el yogurt griego con miel y mezclar bien con una cuchara. Añadir el muesli y banana en rodajas, y cubrir con pasas de uvas y nueces picadas.

Servir inmediatamente.

**Información nutricional por porción:** Kcal: 121 Proteínas: 19g, Carbohidratos: 16.7g, Grasas: 4.5g

## 7.    Omelette de Espinaca

**Ingredientes:**

- 3 huevos, enteros y batidos, Enriquecidos con omega 3
- ½ taza queso de cabra fresco
- ½ taza de cebolla, sin piel y en trozos
- 1 taza de espinaca fresca, en trozos finos
- 2 cucharadas de aceite de oliva extra virgen
- sal y pimienta a gusto

**Preparación:**

Calentar el aceite de oliva a fuego medio. Freír las cebollas hasta que trasluzcan.

Romper los huevos y mezclar bien con un tenedor. Añadir sal y pimienta. Agregar 1 taza de espinaca fresca y ½ taza de queso de cabra, batiendo. Verter la mezcla en la sartén y reducir el fuego. Cocinar por 2 minutos, revolviendo constantemente.

**Información nutricional por porción:** Kcal: 470, Proteínas: 32g, Carbohidratos: 9.5g, Grasas: 21g

## 8.    Copos de Avena con Semillas de Chía y Linaza

**Ingredientes:**

- 5 cucharadas de copos de avena
- 1 taza de leche descremada
- 1 cucharada de semillas de chía
- 1 cucharada de semillas de linaza, molidas
- 2 cucharadas de miel
- ½ cucharadita de cacao crudo
- ¼ cucharadita de canela, molida

**Preparación:**

Combinar los ingredientes (excepto la miel) en un tazón. Añadir 1 taza de leche y hervir. Revolver bien y remover del fuego. Dejar enfriar y añadir la miel. Dejar reposar en la nevera por una hora, o durante la noche.

Cubrir con frutas frescas y semillas a elección. Servir frío.

**Información nutricional por porción:** Kcal: 250 Proteínas: 15g, Carbohidratos: 35, Grasas: 9g

## 9.    Avena de Arándanos con Linaza y Almendras

**Ingredientes:**

- 1 taza de copos de avena
- 1 taza de leche de almendra
- 1/3 taza de arándanos
- ½ cucharadas de miel
- ½ cucharadita extracto de vainilla en polvo
- ¼ cucharadita de sal
- ¼ cucharadita de canela
- 2 cucharadas de linaza molida
- 5-6 almendras, en trozos

**Preparación:**

Combinar la avena con la leche de almendra, arándanos, extracto de vainilla, sal y canela en una olla. Añadir ½ taza de agua y hervir. Reducir el fuego y hervir por 5-10 minutos. Remover del fuego y dejar enfriar. Añadir la miel y la linaza molida. Cubrir con almendras y servir.

**Información nutricional por porción:** Kcal: 370 Proteínas: 22g, Carbohidratos: 41, Grasas: 17g

## 10.    Palta Asada

### Ingredientes:

- 3 paltas maduras medianas, por la mitad
- 6 huevos, Enriquecidos con omega 3
- 1 tomate mediano, en trozos finos
- 5 cucharadas de aceite de oliva
- 2 cucharaditas de romero seco
- sal y pimienta a gusto

### Preparación:

Precalentar el horno a 350 grados. Cortar la palta por la mitad y remover la pulpa del centro. Poner un huevo y tomate en trozos en cada mitad de palta y rociar con romero, sal y pimienta. Engrasar una fuente de hornear con aceite de oliva y poner la palta. Llevar al horno por 15-20 minutos.

Servir con pan pita de trigo sarraceno.

**Información nutricional por porción:** Kcal: 280, Proteínas: 28g, Carbohidratos: 41g, Grasas: 20g

## 11.    Lentejas Vegetarianas

### Ingredientes:

- 10 onzas lentejas
- 1.5 cucharadas de aceite de oliva
- 1 zanahoria mediana, sin piel y en rodajas
- 1 papa pequeña, sin piel y en trozos
- 1 hoja de laurel
- ¼ taza de perejil, en trozos finos
- ½ cucharadas de polvo de chile
- Sal a gusto

### Preparación:

Calentar el aceite de oliva en una olla profunda. Añadir la zanahoria en rodajas, papa en trozos y perejil. Mezclar bien y freír por 5 minutos a fuego máximo. Añadir las lentejas, 1 hoja de laurel, sal y polvo de chile. Agregar 4 tazas de agua y reducir el fuego. Cocinar hasta que las lentejas ablanden, alrededor de 1 hora. Rociar con perejil antes de servir.

**Información nutricional por porción:** Kcal: 180, Proteínas: 10g, Carbohidratos: 25g, Grasas: 9g

## 12.    Pilaf Especiado con Azafrán

### Ingredientes:

- Pizca grande de azafrán de buena calidad
- 16 onzas fluidas agua hirviendo
- 1 cucharadita sal
- 2 cucharadas de aceite de linaza
- 2 cucharadas de aceite de oliva
- 1 cebolla grande, en trozos muy finos
- 3 cucharadas granos de pino
- 12 onzas arroz de grano largo
- 2 onzas sultanas
- 6 vainas de cardamomo verdes, cáscaras levemente rotas
- 6 dientes de ajo
- ¼ cucharadita de pimienta
- Coriandro fresco picado o perejil, para decorar

### Preparación:

Tostar los hilos de azafrán en una sartén seca a fuego medio, revolviendo, por 2 minutos. Remover a un plato.

Verter el agua hirviendo en una jarra medidora, añadir el azafrán y sal, y dejar infundir por 30 minutos.

Calentar el aceite de linaza y aceite de oliva en una olla a presión a fuego medio/alto. Añadir la cebolla y cocinar por 5 minutos, revolviendo constantemente.

Bajar el fuego, agregar los granos de pino y continuar cocinando por 2 minutos, hasta que empiecen a dorar.

Agregar el arroz, cubriendo todos los granos con aceite. Revolver por 1 minuto y añadir las sultanas, vainas de cardamomo y dientes de ajo. Agregar el agua saborizada con azafrán y hervir. Asegurar la tapa y cocinar por 10 minutos al máximo.

Revolver el arroz y ajustar la sazón. Agregar las hierbas y servir.

**Información nutricional por porción:** Kcal: 361, Proteínas: 14g, Carbohidratos: 46g, Grasas: 10g

## 13.   Brotes de Bruselas Magros

### Ingredientes:

- 1 libra de Brotes de Bruselas, en trozos
- 5 batatas medianas, en trozos finos
- 2 cebolla moradas, sin piel y en rodajas
- ¼ taza de jugo de lima
- 1 cucharada de perejil fresco
- 3 cucharadas de aceite de oliva

### Preparación:

Agregar 3 cucharadas de aceite de oliva a una olla profunda. Calentar a fuego medio/alto y añadir las rodajas de cebolla. Cocinar hasta que trasluzca, unos 2-3 minutos.

Añadir las papas y brotes de Bruselas y reducir el fuego. Continuar cocinando hasta que las papas ablanden.

Rociar con jugo de limón y perejil fresco antes de servir.

**Información nutricional por porción:** Kcal: 51, Proteínas: 7g, Carbohidratos: 22g, Grasas: 7g

## 14.    Estofado de Carne

### Ingredientes:

- 2 libras carne de res para estofado, sin hueso
- 1 cucharada aceite de oliva extra virgen
- 6 onzas de pasta de tomate fresca
- 2 puñados de zanahorias bebé
- 2 batatas en cuartos
- 1 cebolla grande, en trozos finos
- 1 puñado de champiñones frescos
- ½ cucharada sal
- 1 hoja de laurel
- 2 ½ tazas caldo de carne
- ½ taza guisantes verdes frescos
- 1 cucharadita de tomillo seco
- 3 dientes de ajo, molidos

### Preparación:

Tomar una sartén y ponerla a fuego máximo. Calentar el aceite de oliva y añadir la carne. Freír de ambos lados hasta que dore. Remover del fuego y transferir a una olla a presión. En la misma sartén, freír las cebollas, bajando el fuego a medio, por unos 5 minutos.

Verter una taza de agua y la pasta de tomate a la sartén para remover cualquier remanente de carne y cebollas. Luego, verter en la olla a presión. Agregar los ingredientes restantes y revolver. Añadir los guisantes verdes y asegurar la tapa. Poner el fuego al máximo y cocinar por 20 minutos.

## 15. Vegetales Calientes

## Ingredientes:

- 10 onzas guisantes frescos
- 8 onzas pechuga de pollo, sin piel ni hueso
- 3 tomates medianos, en trozos finos
- 3 cebollas medianas, sin piel y en trozos finos
- 2 zanahorias medianas, sin piel y en rodajas
- 2 calabacines medianos, sin piel y en rodajas
- 3 cucharadas de aceite de oliva
- Un puñado de perejil picado
- Sal y pimienta a gusto

## Preparación:

Trozar la carne en piezas del tamaño de un bocado. Poner en una olla profunda. Agregar los vegetales, aceite de oliva, perejil picado y sal y pimienta a gusto. Verter suficiente agua tibia hasta cubrir. Tapar y cocinar por 1 hora a fuego medio.

PARA SERVIR:

Cubrir con crema pesada, aunque esto es opcional.

**Información nutricional por porción:** Kcal: 165, Proteínas: 17g, Carbohidratos: 40g, Grasas: 9g

## 16.    Gulasch Clásico

### Ingredientes:

- 2 libras de carne magra, en trozos del tamaño de un bocado
- 3 papas medianas, sin piel y en trozos gruesos
- 1 cebolla pequeña, sin piel y en trozos finos
- 1 zanahoria grande, sin piel y en rodajas
- ½ cabeza de repollo, rallada
- ¼ taza de salsa de tomate
- 2 tazas de caldo vegetal
- ¼ cucharadas de polvo de chile
- Sal y pimienta a gusto
- Aceite de oliva para freír

### Preparación:

Calentar aceite de oliva en una olla a presión (2-3 cucharadas). Añadir las cebollas y freír por varios minutos, hasta que doren.

Agregar la pasta de tomate y revolver bien. Cocinar revolviendo constantemente. Añadir la carne, papa, zanahorias y caldo vegetal. Hervir y asegurar la tapa. Cocinar 45 minutos al máximo.

Liberar la presión de la olla, bajar el fuego a medio y cocinar 15 minutos más.

Cuando la carne haya ablandado, añadir el repollo. Sazonar con sal y pimienta a gusto, y revolver bien. Cocinar 5 minutos más y servir.

**Información nutricional por porción:** Kcal: 271, Proteínas: 33g, Carbohidratos: 8.5g, Grasas: 11.5g

## 17.    Estofado de Calabaza

### Ingredientes:

- 21 onzas pulpa de calabaza dulce, en trozos
- 2 cebollas medianas, sin piel y en trozos finos
- 1 diente de ajo
- 1 pimiento rojo, en trozos finos
- 1 cucharada de salsa de tomate fresca
- ½ cucharadas de polvo de chile
- 2 hojas de laurel
- 1 taza de agua
- 1 cucharadita de tomillo seco
- Sal y pimienta a gusto
- Aceite para freír

### Preparación:

Calentar aceite de oliva en una olla profunda y añadir las cebollas. Freír por 2 minutos y agregar el pimiento rojo, salsa de tomate y polvo de chile. Continuar cocinando hasta que el pimiento ablande. Añadir los ingredientes restantes y tapar. Cocinar por 1 hora al mínimo.

**Información nutricional por porción:** Kcal: 374, Proteínas: 27.5g, Carbohidratos: 13.8g, Grasas: 23g

## 18. Chile Blanco Sencillo

**Ingredientes:**

- 2 tazas de frijoles blancos cocidos, frescos o enlatados
- 2 cucharadas de harina común
- 2 cucharadas de ghi vegetal
- 1 cebolla pequeña, en trozos
- 1 cucharada de perejil fresco
- 1 cucharadita de ají picante molido
- Sal a gusto

**Preparación:**

Derretir el ghi vegetal a fuego máximo en una olla a presión y añadir la cebolla. Freír hasta que trasluzca y agregar 2 cucharadas de harina común. Continuar cocinando 1 minuto más. Añadir 2 tazas de frijoles cocidos, perejil, ají picante y sal. Agregar agua hasta cubrir los ingredientes y asegurar la tapa. Cocinar por 25 minutos al máximo.

**Información nutricional por porción:** Kcal: 287, Proteínas: 14.6g, Carbohidratos: 30.5g, Grasas: 14g

## 19.    Frijoles Picantes

### Ingredientes:

- 1 lata (14 onzas) de frijoles
- 1 lata (7 onzas) maíz dulce
- 1 cucharadita de Salsa tabasco
- 1 cucharadita de polvo de chile
- 1 cucharada de perejil en trozos
- 3 cucharadas de aceite de oliva
- 1 cebolla mediana, sin piel y en trozos

### Preparación:

En una olla profunda, calentar el aceite a fuego medio. Freír la cebolla por unos minutos. Agregar el ají picante y 2 cucharadas de agua, y cocinar 10 minutos más.

Añadir los frijoles, maíz y ¼ taza de agua. Reducir el fuego a medio/bajo y tapar. Cocinar por 1 hora, hasta que los frijoles ablanden.

Agregar el perejil y salsa tabasco.

CONSEJO DE COCINA:

Puede reducir el tiempo de cocción usando frijoles pre-cocidos.

**Información nutricional por porción:** Kcal: 240, Proteínas: 17g, Carbohidratos: 34g, Grasas: 8g

## 20.    Frijoles Calientes con Zanahorias

**Ingredientes:**

- 24 onzas frijoles, remojados
- 5 zanahorias medianas
- 2 cebollas medianas, sin piel y en trozos finos
- 3 dientes de ajo, aplastados
- 1 ají picante pequeño, en trozos finos
- 1 cucharada de polvo de chile
- Sal y pimienta a gusto
- 1 hoja de laurel
- 3 tazas de agua

Cubierta:

- 3 cucharadas de harina común
- 3 cucharadas de aceite de oliva

**Preparación:**

Remojar los frijoles la noche anterior. Lavar bien y colar. Dejar a un lado.

Calentar 1 cucharada de aceite de oliva en una olla a presión. Añadir las cebollas y ajo. Freír varios minutos y agregar los otros ingredientes. Mezclar y asegurar la tapa.

Cocinar por 20 minutos al máximo.

Liberar la presión de la olla.

Mientras tanto, poner 2 cucharadas de aceite de oliva en una sartén. Agregar la harina y mezclar bien. Freír por varios minutos, o hasta que dore. Verter la mezcla sobre los frijoles y servir.

**Información nutricional por porción:** Kcal: 80, Proteínas: 9g, Carbohidratos: 10g, Grasas: 15g

## 21.    Trucha Grillada con Vegetales

### Ingredientes:

- 2 libras de trucha fresca
- ½ taza de aceite de oliva
- Un puñado de perejil fresco
- Varias ramas de romero
- 1 cucharada de menta seca, molida
- 3 dientes de ajo, aplastados
- ¼ cucharadita de pimienta roja
- Sal a gusto

### Preparación:

Lavar y limpiar el pescado. Cortar longitudinalmente y remover las entrañas. Combinar el aceite de oliva con la menta seca, dientes de ajo y pimienta roja. Cepillar el pescado con esta mezcla y rellenar con perejil fresco y romero. Precalentar un grill eléctrico y freír por 5-7 minutos de cada lado.

**Información nutricional por porción:** Kcal: 123, Proteínas: 26g, Carbohidratos: 0g, Grasas: 1g

## 22.    Pita de Pollo con Vegetales Frescos

**Ingredientes:**

- 2 libras de harina común
- 2 cucharadas de levadura seca
- 1 cucharada de azúcar
- 1 cucharadita de sal
- 3.5 tazas de agua
- 1 cucharada de comino negro

**Preparación:**

Batir la levadura seca, azúcar, sal y ¼ taza de agua caliente. Dejar reposar 20 minutos.

Combinar la harina común con la mezcla de levadura y un poco de agua. Cubrir con una toalla y dejar en un lugar tibio por 40 minutos.

Formar 8 bolas y presionar gentilmente con las manos. Rociar con comino negro y hornear por 10 minutos a 400°.

Para el relleno de pollo:

- 8 onzas pechuga de pollo, sin hueso y sin piel
- 1 cebolla mediana, sin piel y en trozos finos
- 5 cucharadas de aceite de oliva

- 1 cucharada de pasta de tomate casera (ver receta)
- 1 cucharadita de tomillo fresco, en trozos finos
- 1 cucharadita de comino negro
- Sal y pimienta a gusto

## Preparación:

Lavar y cortar la carne en tiras largas y finas. Combinar los otros ingredientes en un tazón, poner la carne en él y cubrir con film. Dejar reposar por 1 hora.

Precalentar un grill antiadherente a fuego medio/alto. Freír el pollo (con la marinada) por unos 10-15 minutos. Revolver constantemente.

Usar esta mezcla para rellenar cada pan pita.

### Cubierta de yogurt:

- 1 taza de Yogurt griego
- 1 diente de ajo
- 1 cucharada de aceite de oliva
- Sal a gusto

## Preparación:

Combinar los ingredientes en un tazón. Mantener en la

nevera y cubrir cada pan pita con esta mezcla.

**Información nutricional por porción:** Kcal: 527, Proteínas: 27.14g, Carbohidratos: 58.69g, Grasas: 19.64g

## 23.    Bandeja Grillada

**Ingredientes:**

- 2 libras de vegetales frescos mixtos (tomates, pimientos rojos, pimientos amarillos, cebollas, berenjenas)

Para la marinada:

- 2 tazas de aceite de oliva
- 5 dientes de ajo
- 1 taza de perejil picado
- ¼ taza de tomillo fresco
- Sal y pimienta a gusto

**Preparación:**

Combinar los ingredientes de la marinada en un tazón grande. Lavar y cortar los vegetales, y ponerlos en la marinada. Dejar reposar por 20 minutos. Precalentar un grill eléctrico a temperatura media/alta. Grillar por varios minutos.

**Información nutricional por porción:** Kcal: 162, Proteínas: 3g, Carbohidratos: 12g, Grasas: 10g

## 24.    Albóndigas de Kéfir

**Ingredientes:**

- 1 libra de carne molida (70% de pechuga de res y 30% de cordero)
- 1 cebolla grande, sin piel y en trozos finos
- 1 cucharada de romero fresco en trozos finos
- 1 huevo entero
- ¼ taza de crema kéfir
- Sal y pimienta a gusto
- Unas 2 cucharadas de harina común
- Aceite

Para la cubierta:

- 2 tazas de kéfir
- 3 dientes de ajo, aplastados
- 1 cucharada de romero fresco, en trozos finos
- Sal a gusto

**Preparación:**

Combinar los ingredientes en un tazón grande. Añadir 2 cucharadas de aceite y formar las albóndigas.

Calentar aceite en una sartén grande a fuego medio/alto.

Freír las albóndigas por 10 minutos, o hasta que marchiten. Remover del fuego y dejar enfriar.

Combinar 2 tazas de kéfir con ajo molido y romero fresco. Cubrir las albóndigas con la mezcla.

Estas albóndigas con mejores frías. Le recomiendo mantenerlas en la nevera por la noche.

**Información nutricional por porción:** Kcal: 60, Proteínas: 11.5g, Carbohidratos: 10g, Grasas: 7g

## 25.    Pez Dorado Grillado

### Ingredientes:

- 1 pez dorado mediano
- 1 taza de aceite de oliva
- ½ limón, en rodajas
- ¼ taza de jugo de limón
- 1 cucharadita de romero seco, molido
- 1 cucharada de perejil fresco, en trozos finos
- 3 dientes de ajo, aplastados
- ¼ cucharadita de sal marina

### Preparación:

Lavar y secar el pescado usando papel de cocina. Combinar el aceite de oliva, jugo de limón, romero seco, perejil fresco, ajo y sal marina en un tazón grande. Remojar el pescado en esta marinada y dejar en la nevera por al menos 30 minutos y hasta 2 horas. Mientras tanto, precalentar un grill a fuego medio/alto. Remover el pescado de la marinada y grillar por 10 minutos. Agregar marinada mientras se cocina (1 o 2 cucharadas por vez).

**Información nutricional por porción:** Kcal: 103, Proteínas: 16.7g, Carbohidratos: 0g, Grasas: 4g

## 26.   Sopa Fresca de Lentejas

**Ingredientes:**

- 2 cebollas de verdeo, en trozos finos
- 2 zanahorias, en rodajas
- 6 onzas lentejas, remojadas
- ½ cucharadita sal
- ¼ cucharadita pimienta
- 3 cucharadas crema agria
- Aceite vegetal

**Preparación:**

Remojar las lentejas por 1 hora antes de cocinar.

Calentar el aceite de oliva a fuego medio en una olla profunda. Añadir las cebollas de verdeo y freír por 2 minutos. Agregar las zanahorias. Sazonar con sal y pimienta, y cocinar por 3-4 minutos, revolviendo constantemente.

Añadir las lentejas, verter 4 tazas de agua y reducir el fuego. Cocinar por 20 minutos, o hasta que las lentejas ablanden.

Cubrir con crema agria antes de servir.

**Información nutricional por porción:** Kcal: 186, Proteínas: 10.5g, Carbohidratos: 26.5g, Grasas: 4.5g

## 27. Sopa de Zanahoria

### Ingredientes:

- 5 zanahorias grandes, en rodajas
- 1 taza de caldo vegetal
- 2 tazas de agua
- ¼ cucharadita de sal marina
- 1 cucharadita de romero seco

### Preparación:

Combinar los ingredientes en una olla profunda. Poner el fuego medio/alto y hervir. Reducir al mínimo y cocinar por 12 minutos. Servir.

**Información nutricional por porción:** Kcal: 95, Proteínas: 6g, Carbohidratos: 14.5g, Grasas: 2g

## 28.   Sopa Otoñal

**Ingredientes:**

- 3 batatas medianas, en rodajas
- 1 cucharadita de sal marina
- ¼ cucharadita de extracto de vainilla
- 2 bulbos de hinojo, en rodajas
- 15 onzas calabaza en puré
- 1 cebolla grande, en rodajas
- 1 cucharada de aceite de coco
- 5 tazas de agua

**Preparación:**

Derretir el aceite de coco en una olla profunda. Poner el fuego al máximo y añadir las cebollas y bulbos de hinojo. Cocinar por 3-5 minutos.

Agregar los otros ingredientes y reducir el fuego. Cubrir y cocinar por 10-15 minutos.

Transferir la sopa a una procesadora y mezclar bien por 20 segundos.

PARA SERVIR:

Cubrir con 1 cucharada de crema agria antes de servir.

**Información nutricional por porción:** Kcal: 129, Proteínas: 5g, Carbohidratos: 22g, Grasas: 3g

## 29.    Sopa de Calabaza y Puerro

**Ingredientes:**

- 2 puerros, lavados y recortados
- 2 libras calabaza, en trozos y sin piel
- ¼ cucharadita pimienta negra, molida
- 1 cucharadita sal marina
- 1 cucharadita jengibre, rallado
- 1 diente de ajo, aplastado
- 3 tazas caldo de pollo
- 2 cucharadas de aceite de oliva
- 1 cucharadita comino
- 1 cucharadita polvo de jengibre

**Preparación:**

Calentar el aceite de oliva en una olla profunda. Añadir los puerros, ajo y agua hasta cubrir. Cocinar hasta que el puerro ablande.

Verter el polvo de jengibre y comino, y freír 1 minuto más.

Añadir los otros ingredientes y mezclar bien. Reducir el fuego y cocinar por 12 minutos.

**Información nutricional por porción:** Kcal: 167, Proteínas: 9g, Carbohidratos: 32g, Grasas: 3g

## 30.    Sopa Simple de Guisantes

### Ingredientes:

- 1 taza de guisantes frescos, pre cocidos
- 3 tazas de agua
- ¼ cucharadita de sal marina
- 1 cucharadita de menta seca

### Preparación:

Combinar los ingredientes en una licuadora y pulsar por 30 segundos. Transferir a una olla profunda y añadir 2 tazas de agua. Hervir y reducir el fuego. Cocinar por 5-7 minutos.

**Información nutricional por porción:** Kcal: 137, Proteínas: 6.5g, Carbohidratos: 19g, Grasas: 4g

## 31.    Sopa de Palta y Menta

### Ingredientes:

- 3 cucharadas de aceite de oliva extra virgen
- 6 cebollas de verdeo, en rodajas
- 1 diente de ajo, aplastado
- 4 cucharadas harina común
- 3 tazas de caldo vegetal
- 2 paltas maduras
- 2-3 cucharadita jugo de limón
- Una pizca de ralladura de limón
- 5 onzas fluidas de leche
- 5 onzas fluidas crema simple
- 1-1½ cucharadas menta fresca en trozos
- Sal and pimienta
- Ramas de menta fresca, para decorar

### Preparación:

Calentar el aceite de oliva en una olla profunda. Añadir las cebollas y ajo, y freír hasta que trasluzcan, unos 3 minutos.

Agregar la harina y cocinar por 1 minuto más.

Añadir el caldo lentamente y hervir. Reducir el fuego y continuar cocinando.

Mientras tanto, preparar las paltas: pelarlas y remover el carozo. Trozar en piezas del tamaño de un bocado. Transferir a la olla, tapar y cocinar 10 minutos más.

Remover la olla del fuego y dejar enfriar un poco. Transferir a una procesadora y pulsar hasta que esté homogénea.

Añadir leche, crema, ralladura de limón, jugo de limón y menta.

Servir.

**Información nutricional por porción:** Kcal: 109, Proteínas: 2g, Carbohidratos: 7.5g, Grasas: 8g

## 32.    Sopa de Palta y Vegetales

**Ingredientes:**

-   1 palta grande madura
-   2 cucharadas jugo de limón
-   1 cucharada aceite vegetal
-   4½ onzas maíz dulce enlatado, colado
-   2 tomates, sin piel ni semillas
-   1 diente de ajo, aplastado
-   1 puerro, en trozos
-   1 chile rojo, en trozos
-   14 onzas fluidas caldo vegetal
-   5 onzas fluidas de leche
-   Puerro rallado, para decorar

**Preparación:**

Pelar la palta y aplastar la pulpa con un tenedor. Añadir el jugo de limón y reservar.

Calentar el aceite en una cacerola grande. Añadir el maíz, tomates, ajo, puerro y chile, y saltear a fuego mínimo por 2-3 minutos.

Verter la mitad de la mezcla de vegetales en una procesadora, añadir la palta, y pulsar hasta que esté homogéneo. Añadir la mezcla a una cacerola limpia.

Agregar el caldo vegetal, leche y vegetales, y cocinar a fuego mínimo por 3-4 minutos, hasta que caliente. Transferir a tazones individuales, decorar con puerro rallado y servir inmediatamente.

CONSEJO:

Si lo desea servir frío, transferir de la procesadora a un tazón, añadir la leche, caldo vegetal y vegetales. Cubrir y refrigerar por 4 horas.

**Información nutricional por porción:** Kcal: 167 Proteínas: 4g, Carbohidratos: 8g, Grasas: 13g

## 33.   Sopa de Chirivías al Curry

**Ingredientes:**

- 2 cucharadas aceite vegetal
- 1 cebolla morada, en trozos
- 3 chirivías, en trozos
- 2 dientes de ajo, aplastados
- 2 cucharadita garam Masala
- ½ cucharadita polvo de chile
- 1 cucharada harina común
- 5 onzas fluidas caldo vegetal
- Ralladura y Jugo de 1 limón
- Sal and pimienta
- Tiras de Ralladura de Limón, para decorar

**Preparación:**

Calentar el aceite en una cacerola grande. Añadir la cebolla, chirivías y ajo y saltear, revolviendo frecuentemente, por 5-7 minutos, hasta que los vegetales hayan ablandado.

Agregar la garam Masala y polvo de chile y cocinar, revolviendo constantemente, por 30 segundos. Añadir la harina, mezclar bien y continuar cocinando 30 segundos más.

Agregar el caldo, ralladura y jugo de limón, y hervir. Bajar el fuego y cocinar por 20 minutos.

Remover parte de los vegetales con una cuchara y reservar. Procesar el restante por 1 minuto, hasta obtener una mezcla homogénea.

Retornar la sopa a una cacerola limpia y añadir los vegetales reservados. Calentar por 2 minutos.

Sazonar a gusto con sal y pimienta y transferir a tazones individuales. Decorar con tiras de limón y servir.

**Información nutricional por porción:** Kcal: 152 Proteínas: 3g, Carbohidratos: 10g, Grasas: 8g

## 34. Vichyssoise

**Ingredientes:**

- 3 puerros grandes
- 3 cucharadas de aceite de oliva
- 1 cebolla, en rodajas finas
- 1 lb. 2 onzas papas, en trozos
- 1½ pintas caldo vegetal
- 2 cucharadita jugo de limón
- Una pizca de nuez moscada molida
- ¼ cucharadita cilantro molido
- 1 hoja de laurel
- 1 yema de huevo
- 5 onzas fluidas crema simple
- Sal y pimienta blanca
- Cebollines recién recortados, para decorar

**Preparación:**

Primero deberá preparar los puerros. Recortar las puntas y picar finamente.

Calentar el aceite de oliva en una sartén mediana y añadir los puerros y cebolla, y freír por unos minutos, o hasta que trasluzca.

Agregar las papas, caldo, jugo de limón, cilantro, nuez moscada y hoja de laurel. Sazonar con sal y pimienta y hervir. Reducir el fuego y cocinar por 25-30 minutos.

Remover del fuego y dejar enfriar. Transferir a una procesadora y pulsar hasta que esté homogéneo.

Añadir, batiendo, el huevo y la crema. Mezclar bien y recalentar.

Rociar con cebollines y servir.

**Información nutricional por porción:** Kcal: 208 Proteínas: 5g, Carbohidratos: 20g, Grasas: 12g

## 35.  Sopa de Tomate y Pimiento Rojo

**Ingredientes:**

- 2 pimientos rojos grandes
- 1 cebolla grande, en trozos
- 2 tallos de apio, recortados y en trozos
- 1 diente de ajo, aplastado
- 1 pinta de caldo vegetal fresco
- 2 hojas de laurel
- 1 lb. 12 onzas tomates ciruela enlatados
- Sal and pimienta
- 2 cebollas de verdeo, ralladas frescas, para decorar
- Pan con costra fresco, para servir

**Preparación:**

Precalentar el grill. Cortar los pimientos por la mitad y remover las semillas. Acomodarlos en el grill y cocinar, rotando ocasionalmente, por 8-10 minutos, hasta que ablanden y ennegrezcan.

Dejar que enfríen levemente, y remover la piel. Reservar un poco de pulpa para decorar, y trozar el resto en una sartén grande.

Añadir la cebolla, apio y ajo. Agregar el caldo y hojas de

laurel. Hervir, tapar y cocinar por 15 minutos. Remover del fuego.

Remover las hojas de laurel. Añadir los tomates y transferir a una procesadora. Pulsar hasta que esté homogéneo y retornar a la sartén.

Sazonar a gusto y calentar por 3-4 minutos. Verter en tazones tibios y decorar con el pimiento rojo reservado, cortado en tiras, y cebollas de verdeo. Servir con pan fresco.

CONSEJO:

Si prefiere una sopa más robusta, aplastar los tomates con una cuchara de madera y evitar el procesado.

**Información nutricional por porción:** Kcal: 52 Proteínas: 3g, Carbohidratos: 10g, Grasas: 0.4g

## 36.   Calamar Grillado con Acelga

**Ingredientes:**

- 1 libra de calamar fresco
- Aceite de oliva
- Sal a gusto
- 1 cucharadita de romero seco

**Preparación:**

Lavar y secar el calamar. Remover las cabezas y limpiar.

En un tazón pequeño, combinar el aceite de oliva con romero y sal. Mezclar bien. Usar un cepillo de cocina para esparcir esta mezcla en el calamar. Dejar reposar por 15 minutos.

Precalentar el grill a fuego medio/alto. Freír por varios minutos de cada lado. Servir inmediatamente.

Acelga

Ingredientes:

- 1 libra de Acelga
- 1 papa mediana

- ½ taza de aceite de oliva
- Sal a gusto
- Agua

## Preparación:

Lavar la acelga y transferirla a una olla profunda. Añadir agua hasta cubrir y hervir brevemente (5 minutos). Remover del fuego y colar. Dejar a un lado.

Pelar y trozar la papa en cubos pequeños. Verter el aceite de oliva en una olla profunda y añadir 1 taza de agua. Poner la papa en ella y cocinar hasta que ablande, unos 15 minutos. Agregar la acelga, mezclar bien y cocinar por 10 minutos más. Servir.

**Información nutricional por porción:** Kcal: 105, Proteínas: 12.9g, Carbohidratos: 11.8g, Grasas: 1.1g

## 37.    Puerros Asados con Carne

## Ingredientes:

- 6 puerros grandes
- 1 libra de carne magra
- 1 hoja de laurel
- 1 zanahoria, en rodajas
- Puñado grande de apio en trozos
- 1 cebolla pequeña, sin piel y en rodajas
- ¼ cucharadita de pimienta
- Una pizca de sal
- 3 cucharadas de aceite de oliva extra virgen
- 2 cucharadas de aceite vegetal
- ¼ taza de vino blanco
- ½ cucharadita de romero seco

## Preparación:

Engrasar el fondo de una olla a presión con 2 cucharadas de aceite vegetal. Sazonar la carne con sal y pimienta. Poner en la olla. Añadir la cebolla, zanahoria, apio y 1 hoja de laurel. Verter agua hasta cubrir y sellar la tapa. Llevar a presión máxima y bajar el fuego. Cocinar por 45 minutos, remover del fuego y dejar a un lado.

Recortar los puerros y remover las primeras dos capas. Trozar en piezas del tamaño de un bocado. Calentar el aceite de oliva a fuego medio/alto y freír los puerros por varios minutos.

Remover la carne de la olla. Trozar en piezas más pequeñas y añadirlas a la sartén. Agregar ¼ taza de vino blanco, romero seco y sal a gusto. Cocinar por otros 10-12 minutos.

**Información nutricional por porción:** Kcal: 420, Proteínas: 19g, Carbohidratos: 25g, Grasas: 27g

Puede usar el caldo de la carne para preparar una sopa. Verter en una olla profunda y hervir. Añadir 1 puñado de fideos de sopa, una cucharada de perejil, y cocinar por 3-4 minutos. Servir caliente.

**Información nutricional por porción:** Kcal: 79, Proteínas: 6g, Carbohidratos: 10g, Grasas: 2g

## 38.    Pavo Grillado con Papas Hervidas y Aceite de Oliva

### Ingredientes:

- 0.5 onzas pechuga de pavo, sin hueso y sin piel
- 1 taza de aceite de oliva
- 4 dientes de ajo
- 2 cucharadas de vinagre de manzana
- 5 cucharadas perejil fresco, en trozos finos
- 1 cucharadita orégano seco
- ½ cucharadita sal

### Preparación:

Lavar y secar la carne. Dejar a un lado.

Combinar todos los otros ingredientes en un tazón grande. Poner la carne en el tazón y marinar por 1 hora.

Precalentar el grill y cocinar la carne por 10 minutos de cada lado. Puede añadir marinada mientras se cocina.

Puede servirlo con papas y brócoli hervidos. Llevan unos 10 minutos ablandarse. Combinar la papa y el brócoli, y sazonar con sal y aceite de oliva.

Esta receta es casi imposible sin ajo. 1 diente aplastado será suficiente. Combinarlo con el aceite de oliva, añadir 1 cucharada de perejil picado y verter sobre los vegetales.

**Información nutricional por porción:** Kcal: 153, Proteínas: 34g, Carbohidratos: 0g, Grasas: 0.8g

## 39. Mejillones Blancos de Buzzara

**Ingredientes:**

- 2 libras de mejillones frescos
- 3 dientes de ajo, aplastados
- 2 onzas pan rallado
- ½ taza de vino blanco
- ½ taza de aceite de oliva
- Un puñado de perejil picado
- ½ limón

**Preparación:**

Lavar y limpiar cada mejillón.

Precalentar el aceite a fuego medio/alto, en una olla profunda. Añadir el ajo y freír por 1 minuto. Transferir los mejillones a la olla, y añadir el vino, perejil y pan rallado. Cubrir y cocinar por 15 minutos, hasta que los mejillones se abran.

**Información nutricional por porción:** Kcal: 101, Proteínas: 19.4, Carbohidratos: 1.3g, Grasas: 1.5g

## 40.    Pasta de Trigo con Salsa de Tomate Casera

## Ingredientes:

- 1 paquete de pasta de trigo
- 3 tomates grandes maduros
- 1 cucharada de aceite de oliva
- 2 dientes de ajo, aplastados
- ½ cucharadita de orégano seco
- ¼ cucharadita de sal
- 1 cucharadita de azúcar

## Preparación:

Usar las instrucciones del paquete para preparar la pasta. Lavar bien y colar. Dejar a un lado.

Pelar y trozar los tomates. Asegurarse de retener todo el líquido.

Calentar el aceite de oliva a fuego medio. Añadir el ajo y freír por varios minutos. Agregar los tomates, orégano, sal y azúcar. Reducir el fuego al mínimo y cocinar hasta que los tomates hayan ablandado. Añadir ¼ taza de agua y cocinar por 10 minutos más, revolviendo constantemente. Apagar el fuego, añadir la pasta y cubrir. Dejar reposar por 10 minutos.

Servir con queso ahumado rallado, queso parmesano rallado, ajo, perejil picado, o cualquier cosa que le guste.

**Información nutricional por porción:** Kcal: 293, Proteínas: 9.87g, Carbohidratos: 53.62g, Grasas: 3.99g

## 41.    Risotto de Mariscos

**Ingredientes:**

- 1 taza de arroz negro
- 8 onzas de mezcla de mariscos frescos
- ½ taza de guisantes, cocidos
- 1 tomate pequeño
- ½ pimiento, en trozos finos
- 1 cucharada de cúrcuma molida
- Sal a gusto

**Preparación:**

Hervir brevemente la mezcla de mariscos por 3-4 minutos. Colar y dejar a un lado.

Añadir 1 taza de arroz y 3 tazas de agua a una olla profunda. Hervir y cocinar por 10 minutos, o hasta que la mitad del agua se haya evaporado.

Mientras tanto, pelar y trozar el tomate y pimiento. Mezclar con los guisantes en un tazón y sazonar con sal.

Combinar esta mezcla con el arroz, añadir la mezcla de mariscos, 1 cucharada de cúrcuma, y cocinar hasta que toda el agua evapore. Puede servirlo con parmesano rallado.

**Información nutricional por porción:** Kcal: 379, Proteínas:22.85, Carbohidratos: 40.03g, Grasas: 13.06g

## 42.    Canelones de Salmón

### Ingredientes:

- 1 paquete de canelones (8.8 onzas)
- 3 cucharadas de aceite de oliva extra virgen
- 3 onzas harina común
- 2pts leche
- 8.8 onzas queso ricota
- 3 onzas queso parmesano rallado
- 5 onzas salmón ahumado, en rodajas finas
- Sazón a gusto

### Preparación:

Hervir el aceite de oliva, harina y leche, revolviendo constantemente hasta que espese. Poner la mitad de la salsa en un tazón y mezclar con ricota, parmesano, salmón y sazón. Usarlo para rellenar los canelones y ponerlos en una fuente de hornear. Cubrir con la salsa restante y llevar al horno por 40 minutos, hasta que dore.

**Información nutricional por porción:** Kcal: 351, Proteínas: 24, Carbohidratos: 42g, Grasas: 17g

## 43.   Estofado de Pescado con Polenta Casera

**Ingredientes:**

- 1 taza de tomates asados en cubos
- 2 libra de pescados mixtos (caballa, merlán, salmón)
- 1 cucharada de albahaca seca
- 6 tazas de caldo de pescado
- Sal y pimienta a gusto
- 6 cucharadas de pasta de tomate casera
- 6 tallos de apio en trozos
- 3 zanahorias en trozos
- ½ taza de aceite de oliva
- 1 cebolla picada fina
- 6 dientes de ajo, aplastados
- ½ taza de champiñones

**Preparación:**

Calentar el aceite de oliva en una sartén a fuego medio. Añadir el apio, cebollas y zanahorias. Revolver bien y freír por 10 minutos. Remover del fuego y transferir a una olla profunda. Agregar los ingredientes restantes y cocinar por 15 minutos a fuego medio.

## Polenta Casera:

## Ingredientes:

- 17 onzas harina de maíz
- 5 tazas de agua
- 5 cucharadas de aceite de oliva
- A una pizca de sal

## Preparación:

Hervir 5 tazas de agua. Añadir sal, aceite de oliva y reducir el fuego a medio. Añadir la harina de maíz, batiendo. Cocinar hasta que la mezcla espese, revolviendo usualmente. Remover del fuego y servir.

**Información nutricional por porción:** Kcal: 128, Proteínas: 1.7g, Carbohidratos: 15.3g, Grasas: 6.9g

## 44.  Papas Hervidas con Aceite de Oliva

**Ingredientes:**

- 2 papas medianas, hervidas
- 5 cebollas de verdeo, en trozos finos
- 1 cebolla morada pequeña, sin piel y en rodajas
- Aceite de oliva a gusto
- Sal a gusto
- Pimienta a gusto

**Preparación:**

Primero hervir las papas. Pelar y lavarlas bien. Cortar en rodajas y transferir a una olla profunda. Añadir agua hasta cubrir. Hervir y cocinar por 15 minutos, o hasta que las papas ablanden. Remover del fuego y colar. Dejar enfriar.

Mientras tanto, preparar las cebollas. Recortar las raíces y quitar las hojas externas. Picar y combinar con las papas.

Pelar y cortar la cebolla morada. Añadir a la mezcla de ensalada. Sazonar con aceite de oliva, sal y pimienta a gusto. Puede añadir unas gotas de jugo de limón fresco, pero esto es opcional.

Servir frío.

**Información nutricional por porción:** Kcal: 357, Proteínas: 7g, Carbohidratos: 28g, Grasas: 20g

## 45.　Pulpo Griego

## Ingredientes:

- 1 libra de pulpo fresco
- 1 cebolla pequeña, en trozos finos
- Algunos tomates cherry maduros
- Algunas aceitunas negras y verdes
- 1 cucharada de alcaparras
- ¼ taza de aceite de oliva
- 1 cucharada de perejil picado
- Sal a gusto

## Preparación:

Poner el pulpo en una olla a presión. Añadir 2 tazas de agua y sellar la tapa. Cocinar por 40-45 minutos. Remover del fuego y dejar enfriar. Cortar el pulpo en piezas del tamaño de un bocado.

Precalentar 2 cucharadas de aceite de oliva en una sartén grande. Añadir las cebollas y freír por 5 minutos. Agregar el perejil y pulpo. Mezclar bien y cocinar 5 minutos más. Remover del fuego y transferir a un tazón. Añadir tomates cherry, aceitunas y alcaparras, y sazonar con el aceite restante y sal.

Mantener en la nevera por lo menos 1 hora antes de servir.

Puede servirlo con papas, acelga o puerros hervidos.

**Información nutricional por porción:** Kcal: 188, Proteínas: 20.7g, Carbohidratos: 5.6g, Grasas: 8.9g

## 46.    Pasta con Mariscos

### Ingredientes:

- 1 paquete de pasta de trigo
- 1 libra de mezcla de mariscos frescos
- 4 cucharadas de aceite de oliva
- 2 dientes de ajo, aplastados
- 1 cebolla pequeña, sin piel y en trozos finos
- ½ cucharadita de orégano seco
- ¼ cucharadita de sal

### Preparación:

Usar las instrucciones del paquete para preparar la pasta. Lavar y colar bien. Dejar a un lado.

Calentar el aceite de oliva a fuego medio. Añadir la cebolla y ajo y freír por varios minutos, hasta que trasluzcan. Agregar los mariscos, orégano y sal. Reducir el fuego al mínimo y cocinar hasta que los mariscos ablanden.

Apagar el fuego, añadir la pasta y cubrir. Dejar reposar por 10 minutos antes de servir.

## 47.    Lentejas Primaverales con Aceite de Oliva

### Ingredientes:

- 1 taza de lentejas cocidas
- 2 huevos hervidos
- 1 berenjena pequeña
- 1 cebolla morada grande
- ½ taza de cebollas verdes, en trozos
- ¼ taza de crema baja en grasas
- ¼ taza de jugo de limón
- 2 cucharadas de aceite de oliva
- 1 cucharada de perejil en trozos

### Preparación:

Primero, cocinar las lentejas. Usar 3 tazas de agua para 1 taza de lentejas. Las lentejas cocidas duplicarán su tamaño. Hervir el agua, reducir el fuego a medio y tapar. Cocinar por 15-20 minutos. Remover del fuego y colar.

Pelar y lavar la berenjena. Cortar en rodajas finas y combinar con la crema baja en grasas, jugo de limón y aceite de oliva. Usar una batidora eléctrica para obtener un mousse homogéneo. Dejar enfriar en la nevera por 30 minutos. Mientras tanto, cortar los vegetales en rodajas finas. Mezclar con las lentejas y el mousse de berenjena. Rociar con perejil y servir.

**Información nutricional por porción:** Kcal: 252, Proteínas: 34.5g, Carbohidratos: 47g, Grasas: 13g

## 48.     Camarones Grillados con Brócoli

### Ingredientes:

- 1 libra de camarones congelados
- ½ libra de brócoli fresco
- Aceite vegetal
- Sal a gusto

### Preparación:

Calentar aceite de oliva en una sartén a fuego máximo. Poner los camarones y freír por varios minutos.

Remover del fuego y usar papel de cocina para remover el exceso de aceite. Añadir el brócoli a la misma sartén y freír por 5 minutos. Transferir a un plato y rociar con sal. Servir inmediatamente.

**Información nutricional por porción:** Kcal: 224, Proteínas: 27.1g, Carbohidratos: 10g, Grasas: 5g

## 49.    Albóndigas con Cebollas y Romero

**Ingredientes:**

- 1 libra de carne molida (70% de pechuga de res y 30% de cordero)
- 1 cebolla grande, sin piel y en trozos finos
- 1 cucharada de romero fresco en trozos finos
- 1 huevo entero
- Sal y pimienta a gusto
- Unas 2 cucharadas de harina de arroz
- Aceite

**Preparación:**

Combinar los ingredientes en un tazón grande. Añadir 2 cucharadas de aceite y formar las albóndigas usando sus manos. Calentar aceite en una sartén a fuego medio/alto. Freír las albóndigas por 10 minutos. Remover del fuego y servir.

**Información nutricional por porción:** Kcal: 57, Proteínas: 3.47g, Carbohidratos: 2.12, Grasas: 3.69g

## 50.    Ensalada de Lentejas

### Ingredientes:

- 1 taza de lentejas cocidas
- 1 pimiento rojo mediano
- ½ taza de maíz dulce
- Un puñado de repollo colorado, rallado
- Un puñado de lechuga, rallada
- ½ cucharadita de sal
- ¼ cucharadita de pimienta negra molida fresca
- 2 cucharadas de aceite de oliva
- 1 cucharada de semillas de sésamo

### Preparación:

Primero cocinar las lentejas. Usar 3 tazas de agua para 1 taza de lentejas. Hervir, reducir el fuego a medio y tapar. Cocinar por 15-20 minutos. Remover del fuego y colar. Transferir a un tazón. Añadir los otros ingredientes y sazonar con sal, pimienta y aceite de oliva, y rociar con semillas de sésamo. Sacudir para combinar.

**Información nutricional por porción:** Kcal: 184 Proteínas: 23g, Carbohidratos: 27g, Grasas: 11g

## 51. Ensalada Griega

**Ingredientes:**

- 1 taza de queso de cabra fresco
- 1 huevo entero, hervido
- ½ taza de repollo colorado, rallado
- Algunas hojas de lechuga
- 1 tomate pequeño, en trozos
- 1 cebolla pequeña, sin piel y en rodajas
- ½ pepino, sin piel y en rodajas
- ½ pimiento rojo, en rodajas
- Algunas aceitunas
- 1 ají picante pequeño
- ¼ taza de aceite de oliva
- 1 cucharadita de mostaza
- 1 cucharada de perejil picado
- 1 diente de ajo, aplastado
- ¼ cucharadita de sal marina
- Pimienta negra a gusto

**Preparación:**

Combinar el aceite de oliva con mostaza, perejil y 1 diente de ajo. Sazonar con sal y pimienta y mezclar bien.

Poner los vegetales en un plato. Rociar con el aderezo de aceite y servir inmediatamente.

**Información nutricional por porción:** Kcal: 299 Proteínas: 35g, Carbohidratos: 22g, Grasas: 26g

## 52. Espárragos Silvestres con Atún y Ajo

### Ingredientes:

- 8 onzas espárragos silvestres frescos
- 1 (12 onzas) filete de atún
- 2 dientes de ajo
- 2 cucharadas de aceite vegetal, para freír
- ¼ cucharadita de pimienta blanca molida fresca
- 4 cucharadas de aceite de oliva extra virgen
- ¼ cucharadita de sal
- Aceitunas negras para decorar

### Preparación:

Calentar 2 cucharadas de aceite de oliva a fuego medio/alto. Sazonar el filete de atún con sal y pimienta blanca. Cocinar por 5 minutos de cada lado.

Remover de la sartén y dejar enfriar. Trozar en piezas pequeñas.

Limpiar y cortar los espárragos en tiras de 2 pulgadas de largo. Calentar 2 cucharadas de aceite a fuego medio/alto. Añadir los espárragos y freír por varios minutos. Remover del fuego y usar papel de cocinar para quitar el exceso de aceite. Transferir a una fuente y cubrir con atún. Sazonar con sal y cubrir con aceitunas negras.

**Información nutricional por porción:** Kcal: 160 Proteínas: 18g, Carbohidratos: 16.5g, Grasas: 11g

## 53. Frijoles Crujientes con Lima

**Ingredientes:**

- ½ cebolla morada, sin piel y en rodajas
- 2 onzas de frijoles verdes, cocidos
- 3 tomates cherry, por la mitad
- 3 rodajas de pimiento rojo

Para aderezar:

- ¼ taza de jugo de lima fresco
- 3 cucharadas de aceite de oliva
- 1 cucharadita de miel
- ½ chalote pequeño, molido
- 1 diente de ajo, aplastado
- ¼ cucharadita de sal

**Preparación:**

Combinar el jugo de lima con la miel. Mezclar bien con un tenedor. Añadir el aceite de oliva lentamente, batiendo constantemente. Agregar el chalote picado, diente de ajo y sal. Dejar a un lado.

Combinar los ingredientes en un tazón mediano. Añadir el aderezo y sacudir para combinar. Servir frío.

**Información nutricional por porción:** Kcal: 141 Proteínas: 3.5g, Carbohidratos: 21g, Grasas: 6.5g

## 54.    Ensalada de Lechuga con Nueces

**Ingredientes:**

- 2 tazas de lechuga, en trozos
- 1 naranja grande
- ¼ taza de nueces
- ¼ taza de dates, en trozos finos
- 1 cucharada de jugo de limón fresco

**Preparación:**

Combinar los ingredientes en un tazón grande y sazonar con jugo de limón. Mezclar bien y servir frío.

**Información nutricional por porción:** Kcal: 148 Proteínas: 12g, Carbohidratos: 21g, Grasas: 8.3g

## 55.    Ensalada de Salmón con Lechuga y Lima Fresca

### Ingredientes:

-   10 onzas filetes de salmón salvaje, sin hueso
-   1 hoja de laurel
-   7 onzas lechuga, despedazada
-   1 pepino mediano, en rodajas
-   2 huevos hervidos
-   ½ taza de crema agria sin grasa
-   1 cucharada Mostaza de Dijon
-   1 cucharada aceite de oliva extra virgen
-   2 cucharadas jugo de lima fresco
-   ½ cucharadita de sal

### Preparación:

Poner los filetes de salmón en una olla. Añadir la hoja de laurel y agua hasta cubrir. Hervir y reducir el fuego. Cocinar por 10 minutos. Remover del fuego, colar y trozar en piezas del tamaño de un bocado.

Mientras tanto, hervir los huevos. Poner dos huevos en una olla de agua hirviendo. Cocinar por 7-10 minutos. Lavar y enfriar un rato. Pelar, trozar y transferir a un plato. Añadir los pepinos y salmón. Dejar a un lado.

En un tazón pequeño, combinar la crema agria con mostaza de Dijon, aceite de oliva, jugo de lima fresco y sal. Rociar sobre la ensalada y servir.

**Información nutricional por porción:** Kcal: 350, Proteínas: 27.5g, Carbohidratos: 16g, Grasas: 19.5g

## 56. Ensalada de Garbanzos

### Ingredientes:

- ½ taza de lentejas cocidas
- ½ taza de garbanzos cocidos
- ½ cebolla morada, en trozos finos
- 1 taza de lechuga, en trozos finos
- 3 cucharadas de jugo de limón fresco
- 2 cucharadas de aceite de oliva

### Preparación:

Primero cocinar las lentejas. Para ½ taza de lentejas, usar 1 ½ taza de agua. Hervir, reducir el fuego y cocinar por 15-20 minutos, o hasta que ablanden. Remover del fuego y colar. Dejar enfriar por un rato.

Poner los ingredientes en un tazón y mezclar bien. Antes de servir, añadir 3 cucharadas de jugo de limón fresco y 2 cucharadas de aceite de oliva. Sacudir para cubrir.

**Información nutricional por porción:** Kcal: 249, Proteínas: 8g, Carbohidratos: 26g, Grasas: 14g

## 57. Ensalada Italiana de Mariscos

**Ingredientes:**

- Hojas de lechuga fresca, lavadas
- 1 pepino pequeño, en rodajas
- ½ pimiento rojo, en rodajas
- 1 taza de mezcla de mariscos frescos
- 1 cebolla, sin piel y en trozos finos
- 3 dientes de ajo, aplastados
- ¼ taza de jugo de naranja fresco
- 5 cucharadas de aceite de oliva extra virgen
- Sal a gusto

**Preparación:**

Calentar 3 cucharadas de aceite de oliva a fuego medio/alto. Añadir la cebolla y ajo. Freír por 5 minutos, reducir el fuego y agregar 1 taza de mezcla de mariscos. Cubrir y cocinar por 15 minutos, hasta que ablanden. Remover del fuego y dejar enfriar.

Mientras tanto, combinar los vegetales en un tazón. Añadir las 2 cucharadas de aceite restante, jugo de naranja y sal. Sacudir para combinar.

Cubrir con la mezcla de mariscos y servir inmediatamente.

**Información nutricional por porción:** Kcal: 170 Proteínas: 17g, Carbohidratos: 4g, Grasas: 11g

## 58.   Ensalada Primavera

### Ingredientes:

- ½ taza de lechuga, en trozos finos
- ½ taza de maíz dulce
- 1 pimiento rojo, en rodajas
- ½ pimiento verde, en rodajas
- 5 tomates cherry, por la mitad
- ½ cebolla morada, sin piel y en rodajas
- 1 cucharadita de romero seco, aplastado
- Unas gotas de jugo de lima fresco

### Preparación:

Lavar y cortar los pimientos por la mitad. Remover las semillas y la pulpa. Cortar en tiras finas. Pelar y cortar la cebolla. Usar una fuente grande y acomodar los vegetales. Rociar con romero y jugo de lima fresco. Servir inmediatamente.

**Información nutricional por porción:** Kcal: 35, Proteínas: 3g, Carbohidratos: 7g, Grasas: 1g

## 59.    Postre Liviano de Banana

### Ingredientes:

- 1 banana grande
- 1 cucharada de jarabe de arce
- 1 cucharada de cubierta batida baja en grasa
- 1 cucharada de cubierta de cacao sin grasa

### Preparación:

Pelar y cortar la banana en piezas del tamaño de un bocado. Transferir a un tazón. Batir el jarabe de arce y la cubierta de postre y verter sobre la banana. Rociar con cacao. Servir frío.

**Información nutricional por porción:** Kcal: 287, Proteínas: 13g, Carbohidratos: 51g, Grasas: 4g

## 60.    Magdalenas de Arándanos

**Ingredientes:**

- 2 tazas de harina común
- 1 cucharada de polvo de hornear
- ½ cucharadita de sal
- ½ taza de azúcar
- 1 taza de leche
- ½ taza de agua
- 2 huevos
- ¼ taza de aceite de canola
- ½ taza de arándanos frescos
- moldes para magdalenas

**Preparación:**

Precalentar el horno a 350 grados.

Mezclar los ingredientes secos en un tazón grande. Añadir los huevos, aceite de canola, azúcar, leche y agua. Mezclar bien con una batidora eléctrica. Agregar los arándanos y mezclar nuevamente. Dar forma con moldes para magdalenas. Transferir a una fuente de hornear con papel manteca y cocinar por 20-25 minutos.

**Información nutricional por porción:** Kcal: 265, Proteínas: 1.5g, Carbohidratos: 21g, Grasas: 18g

## 61.   Parfait de Cereza

### Ingredientes:

- 2 cucharadas de extracto de cereza
- 2 tazas de leche
- 2 cucharadas de crema baja en grasas
- 1 huevo entero
- 2 claras de huevo
- 1 cucharada de miel
- ½ taza de cerezas frescas

### Preparación:

Calentar la leche a fuego mínimo. Añadir la crema y revolver bien. No dejar hervir. Remover del fuego y agregar el extracto de cereza. Revolver hasta que la crema derrita. Dejar a un lado y dejar enfriar. Añadir el huevo y claras de huevo, miel y cerezas frescas. Revolver por varios minutos y verter en vasos altos. Congelar por la noche y servir.

**Información nutricional por porción:** Kcal: 380, Proteínas: 4g, Carbohidratos: 58.5g, Grasas: 14.5g

## 62.    Crema Congelada con Arándanos

### Ingredientes:

- 1 taza de crema baja en grasas
- 1 taza de arándanos frescos
- ¼ taza de leche descremada
- 2 claras de huevo
- 1 cucharada de miel
- 1 cucharadita de azúcar negra

### Preparación:

Combinar los ingredientes en un tazón grande. Batir bien con un tenedor. Llevar al refrigerador por 30 minutos. Esta mezcla cremosa es un perfecto substituto saludable al helado.

**Información nutricional por porción:** Kcal: 92.5, Proteínas: 1.5g, Carbohidratos: 17.5g, Grasas: 3g

## 63.    Sutlac Turco

## Ingredientes:

- ½ taza de arroz sin cocinar
- 2 tazas de leche
- ¼ cucharadita de sal
- 1 cucharadita de canela
- ½ cucharadas de extracto de vainilla sin azúcar

## Preparación:

Usar las instrucciones del paquete para cocinar el arroz. En una cacerola mediana, hervir 2 tazas de leche. Añadir el arroz cocido, sal y extracto de vainilla, y revolver bien. Cocinar por 20 minutos, o hasta obtener una mezcla cremosa. Añadir la canela y remover del fuego. Dejar enfriar en la nevera antes de servir.

**Información nutricional por porción:** Kcal: 163.5, Proteínas: 4g, Carbohidratos: 28.5g, Grasas: 3.5g

## 64.    Postre de Cereza

### Ingredientes:

- 2 taza de cerezas frescas
- 4 tazas de agua
- 5 cucharadas de azúcar negra
- 1 taza de maicena

### Preparación:

Hervir el agua y añadir el azúcar. Mezclar bien por varios minutos y agregar las cerezas. Cocinar por 15 minutos. Añadir la maicena y cocinar 2 minutos más. Verter en tazones y dejar enfriar.

**Información nutricional por porción:** Kcal: 80, Proteínas: 1g, Carbohidratos: 25g, Grasas: 1g

## 65.  Vainilla Cremosa con Frutillas

**Ingredientes:**

- 3 banana grandes
- 2 tazas de leche descremada
- ½ taza de agua
- 1 cucharadita de extracto de vainilla sin azúcar
- 1 cucharadita de canela
- 1 cucharada de maicena
- 1 taza de frutillas frescas
- ¼ taza de arándanos frescos
- ½ taza de cubierta batida sin grasa

**Preparación:**

Verter la leche en una olla mediana a fuego medio/bajo, y hervir. Mientras tanto, pelar la banana y aplastarla con un tenedor. Transferir a un tazón y agregar el extracto de vainilla y canela. Mezclar bien de nuevo y combinar con la leche. Puede agregar agua de ser necesario.

Cocinar por 5 minutos, revolviendo constantemente. Añadir la maicena y mezclar bien. Remover del fuego y revolver por unos minutos.

Dejar enfriar y transferir al refrigerador. Dejar reposar por

1 hora antes de servir.

Cubrir con frutillas, arándanos y cubierta de crema batida.

**Información nutricional por porción:** Kcal: 180, Proteínas: 6.5g, Carbohidratos: 29g, Grasas: 5.5g

## 66. Mousse de Palta y Cacao

### Ingredientes:

- 1 palta mediana madura, sin piel y sin carozo
- 4 bananas
- 1 ½ taza de leche
- 1 cucharadita de extracto de vainilla
- 1 cucharada de maicena
- 1 cucharada de cacao
- 1 cucharada de azúcar negra

### Preparación:

Mezclar los ingredientes en una procesadora. Enfriar bien antes de servir.

**Información nutricional por porción:** Kcal: 210, Proteínas: 2g, Carbohidratos: 31g, Grasas: 12g

# JUGOS

## 1.    Jugo de Jengibre y Zanahoria

**Ingredientes:**

1 nudo de jengibre pequeño, sin piel

1 zanahoria mediana, en rodajas

1 bulbo de hinojo mediano

½ taza de repollo, en trozos

**Preparación:**

Pelar el nudo de jengibre y trozarlo. Dejar a un lado.

Lavar y pelar la zanahoria. Cortar en rodajas finas y dejar a un lado.

Lavar el hinojo y recortar las puntas. Remover la capa externa, trozar y dejar a un lado.

Lavar y trozar el repollo. Dejar a un lado.

Combinar el jengibre, zanahoria, hinojo y repollo en una juguera, y pulsar. Transferir a un vaso y refrigerar antes de servir.

## 2.    Jugo de Brócoli y Manzana

### Ingredientes:

1 taza de brócoli, en trozos

1 manzana Granny Smith pequeña, sin centro

1 taza de uvas verdes

1 taza de espinaca fresca, en trozos

1 cucharada menta fresca, picada

### Preparación:

Lavar el brócoli y la espinaca en un colador grande. Colar y trozar la espinaca. Recortar las hojas externas de la coliflor y trozarla. Rellenar un vaso medidor y dejar a un lado.

Lavar la manzana y cortarla por la mitad. Remover el centro y trozar. Dejar a un lado. Lavar las uvas y remover las hojas. Dejar a un lado. Combinar la espinaca, brócoli, manzana y uvas en una juguera, y pulsar. Transferir a un vaso y rociar con menta fresca. Refrigerar 5 minutos antes de servir.

**Información nutricional por porción:** Kcal: 176, Proteínas: 9.8g, Carbohidratos: 49.5g, Grasas: 1.7g

## 3.    Jugo de Remolacha y Granada

**Ingredientes:**

1 taza de remolachas, en rodajas

1 taza de verdes de remolacha, en trozos

1 taza de semillas de granada

1 taza de zapallo calabaza, en rodajas

1 taza de apio, en trozos

1 cucharada de miel

**Preparación:**

Lavar las remolachas y recortar las partes verdes. Trozar y dejar a un lado.

Trozar los verdes de remolacha.

Cortar la parte superior de la granada y deslizar hacia las membranas blancas. Remover las semillas a un vaso medidor y dejar a un lado.

Lavar el zapallo calabaza y cortarlo por la mitad. Remover las semillas, trozar y dejar a un lado. Reservar el resto.

Lavar el apio y trozarlo. Dejar a un lado.

Procesar las remolachas, verdes de remolacha, semillas de granada, calabaza y apio en una juguera.

Transferir a vasos y añadir la miel.

Agregar hielo y servir inmediatamente.

**Información nutricional por porción:** Kcal: 132, Proteínas: 6.4g, Carbohidratos: 48.8g, Grasas: 1.8g

## 4.      Jugo de Zanahoria y Verdes de Ensalada

**Ingredientes:**

1 zanahoria grande, en trozos

1 taza de verdes de ensalada, en trozos

1 taza de palta, en trozos

1 taza de Lechuga romana, rallada

1 pepino entero, en rodajas

¼ cucharadita de jengibre, molido

**Preparación:**

Lavar y pelar la zanahoria. Cortar en rodajas finas y dejar a un lado.

Combinar los verdes de ensalada y lechuga en un colador grande. Lavar bajo agua fría, colar y rallar. Dejar a un lado.

Pelar la palta y cortarla por la mitad. Remover el carozo y trozar. Rellenar un vaso medidor y reservar el resto en la nevera.

Lavar el pepino y cortarlo en rodajas finas. Rellenar un vaso medidor y reservar el resto. Dejar a un lado.

Combinar la zanahoria, verdes de ensalada, palta, lechuga y pepino en una juguera, y pulsar. Transferir a un vaso y añadir el jengibre.

Refrigerar 5 minutos antes de servir.

**Información nutricional por porción:** Kcal: 271, Proteínas: 7.3g, Carbohidratos: 34.1g, Grasas: 22.8g

## 5.    Jugo de Pepino y Naranja

**Ingredientes:**

1 taza de pepino, en rodajas

1 naranja grande, sin piel y en gajos

1 taza de calabaza, en cubos

1 zanahoria grande, en rodajas

1 nudo de jengibre pequeño, en trozos

**Preparación:**

Lavar el pepino y cortarlo en rodajas finas. Rellenar un vaso medidor y reservar el resto. Dejar a un lado.

Pelar la naranja y dividirla en gajos. Cortar cada gajo por la mitad y dejar a un lado.

Cortar la parte superior de la calabaza y luego por la mitad. Remover las semillas, cortar un gajo grande y pelarlo. Cortar en cubos pequeños y rellenar un vaso medidor. Reservar el resto en la nevera.

Lavar y pelar la zanahoria. Cortar en rodajas finas y dejar a un lado.

Pelar el nudo de jengibre y trozarlo. Dejar a un lado.

Combinar la calabaza, zanahoria, pepino, naranja y jengibre en una juguera. Pulsar. Transferir a un vaso y añadir hielo.

Servir inmediatamente.

**Información nutricional por porción:** Kcal: 130, Proteínas: 4.1g, Carbohidratos: 39.1g, Grasas: 0.6g

## 6.     Jugo de Mango y Miel

**Ingredientes:**

1 taza de mango, en trozos

1 cucharada de miel líquida

1 guayaba entera, en trozos

1 lima entera, sin piel

1 taza de pepino, en rodajas

1 manzana Dorada Deliciosa mediana, sin centro

**Preparación:**

Lavar y pelar el mango. Trozarlo y dejar a un lado.

Pelar la guayaba, trozarla y dejar a un lado.

Pelar la lima y cortarla por la mitad. Dejar a un lado.

Lavar el pepino y cortarlo en rodajas finas. Rellenar un vaso medidor y reservar el resto en la nevera.

Lavar la manzana y cortarla por la mitad. Remover el centro y trozar. Dejar a un lado.

Combinar el mango, guayaba, lima, pepino y manzana en

una juguera, y pulsar. Transferir a un vaso y añadir la miel. Agregar hielo y servir inmediatamente.

**Información nutricional por porción:** Kcal: 211, Proteínas: 3.7g, Carbohidratos: 61.1g, Grasas: 1.5g

## 7.     Jugo de Lima y Banana

### Ingredientes:

1 lima entera, sin piel

1 banana grande, en rodajas

1 taza de arándanos

1 taza de Lechuga romana, rallada

1 pepino entero, en rodajas

### Preparación:

Pelar la lima y cortarla por la mitad. Dejar a un lado.

Pelar la banana y cortarla en rodajas finas. Dejar a un lado.

Lavar los arándanos en un colador pequeño. Colar y rellenar un vaso medidor. Dejar a un lado.

Lavar la lechuga bajo agua fría. Rallarla y rellenar un vaso medidor. Dejar a un lado.

Lavar el pepino y cortarlo en rodajas finas. Dejar a un lado.

Combinar los arándanos, lima, banana, lechuga y pepino en una juguera, y pulsar. Transferir a un vaso y añadir hielo picado.

Servir inmediatamente.

**Información nutricional por porción:** Kcal: 176, Proteínas: 9.8g, Carbohidratos: 49.5g, Grasas: 1.7g

## 8.    Jugo de Nabo y Remolacha

**Ingredientes:**

1 taza de verdes de nabo, en trozos

1 taza de remolachas, en rodajas

5 tomates medianos, sin piel

1 taza de berro, en trozos

1 cucharadita de sal

**Preparación:**

Lavar la remolacha y recortar las partes verdes. Trozar y dejar a un lado.

Lavar los tomates y ponerlos en un tazón. Cortarlos en cuartos y reservar el jugo. Dejar a un lado.

Combinar el berro y verdes de nabo en un colador, y lavar bajo agua fría. Romper con las manos y dejar a un lado.

Combinar los tomates, berro, verdes de nabo y remolacha en una juguera, y pulsar.

Transferir a vasos y añadir el jugo de tomate, agua y sal.

Refrigerar 5 minutos antes de servir.

**Información nutricional por porción:** Kcal: 212, Proteínas: 11.7g, Carbohidratos: 62.7g, Grasas: 2.2g

## 9. Jugo de Brotes de Bruselas y Lima

### Ingredientes:

1 taza de Brotes de Bruselas, por la mitad

1 lima entera, sin piel

1 pimiento verde grande, en trozos

1 taza de brócoli, en trozos

2 zanahorias grandes, en rodajas

¼ cucharadita cúrcuma, molida

### Preparación:

Lavar el pimiento y cortarlo por la mitad. Remover las semillas, trozar y dejar a un lado.

Lavar los brotes de Bruselas y brócoli. Recortar las hojas externas y marchitas. Transferir a una olla y cubrir con agua. Hervir y remover del fuego. Colar y trozar. Dejar enfriar por completo.

Pelar la lima y cortarla por la mitad. Dejar a un lado.

Lavar y pelar las zanahorias. Cortarlas en rodajas finas y dejar a un lado.

Combinar los brotes de Bruselas, lima, pimiento, brócoli y zanahorias en una juguera, y pulsar. Transferir a un vaso y añadir la cúrcuma. Agregar agua de ser necesario.

Opcionalmente, rociar con sal.

**Información nutricional por porción:** Kcal: 122, Proteínas: 8.5g, Carbohidratos: 39.1g, Grasas: 1.2g

## 10.     Jugo de Albahaca y Pepino

**Ingredientes:**

1 taza de albahaca fresca, en trozos

1 taza de pepino, en rodajas

1 calabacín mediano, en trozos

1 taza de lechuga de hoja roja, en trozos

1 taza de palta, en trozos

**Preparación:**

Combinar la albahaca y lechuga en un colador grande y lavar bajo agua fría. Colar y trozar. Dejar a un lado.

Lavar el pepino y cortarlo en rodajas finas. Rellenar un vaso medidor y refrigerar el resto.

Pelar el calabacín y trozarlo. Dejar a un lado

Pelar la palta y cortarla por la mitad. Remover el carozo y trozar. Rellenar un vaso medidor y reservar el resto en la nevera.

Combinar la albahaca, pepino, lechuga, calabacín y palta en una juguera, y pulsar. Transferir a un vaso y agregar hielo.

Servir inmediatamente.

**Información nutricional por porción:** Kcal: 234, Proteínas: 6.7g, Carbohidratos: 21.7g, Grasas: 22.3g

## 11. Jugo de Calabacín y Zanahoria

**Ingredientes:**

1 calabacín mediano, en rodajas

1 zanahoria grande, en rodajas

1 taza de albahaca fresca, en trozos

1 pimiento amarillo grande, en trozos

¼ cucharadita de jengibre, molido

**Preparación:**

Lavar y trozar el calabacín. Dejar a un lado.

Lavar y pelar la zanahoria. Cortar en rodajas finas y dejar a un lado.

Lavar la albahaca bajo agua fría. Colar y trozar. Dejar a un lado.

Lavar el pimiento y cortarlo por la mitad. Remover las semillas. Trozar y dejar a un lado.

Combinar el calabacín, zanahoria, albahaca y pimiento en una juguera, y pulsar. Transferir a un vaso y añadir el jengibre. Agregar agua de ser necesario.

Refrigerar 5 minutos antes de servir.

**Información nutricional por porción:** Kcal: 94, Proteínas: 5.6g, Carbohidratos: 25.4g, Grasas: 1.3g

## 12.    Jugo de Rábano y Pepino

**Ingredientes:**

2 rábanos grandes, en trozos

1 taza de pepino, en rodajas

1 taza de espinaca fresca, en trozos

1 taza de rúcula, en trozos

¼ cucharadita cúrcuma, molida

**Preparación:**

Lavar los rábanos y recortar las partes verdes. Pelar y cortar en rodajas. Dejar a un lado.

Lavar el pepino y cortarlo en rodajas finas. Dejar a un lado.

Lavar la espinaca bajo agua fría. Colar y romper con las manos. Dejar a un lado. Lavar la rúcula y romper con las manos. Dejar a un lado. Combinar el rábano, pepino, espinaca y rúcula en una juguera, y pulsar. Transferir a un vaso y añadir la cúrcuma. Refrigerar 10 minutos antes de servir.

**Información nutricional por porción:** Kcal: 53, Proteínas: 9.4g, Carbohidratos: 15.3g, Grasas: 1.1g

## 13.    Jugo de Espinaca y Limón

**Ingredientes:**

1 taza de espinaca, en trozos

1 limón entero, sin piel

1 taza de frutillas, en trozos

1 lima entera, sin piel

1 cucharada miel cruda

2 onzas de agua

**Preparación:**

Lavar la espinaca bajo agua fría. Colar y trozar. Dejar a un lado.

Pelar el limón y lima. Cortarlos por la mitad y dejar a un lado.

Lavar las frutillas y remover las hojas. Trozar y dejar a un lado.

Combinar la espinaca, limón, lima y frutillas en una juguera, y pulsar. Transferir a un vaso y añadir el agua y miel.

Opcionalmente, decorar con menta.

Refrigerar 10 minutos antes de servir.

**Información nutricional por porción:** Kcal: 81, Proteínas: 5.8g, Carbohidratos: 27.8g, Grasas: 1.4g

## 14.    Jugo de Pomelo y Menta

**Ingredientes:**

1 pomelo entero

1 taza de menta fresca, en trozos

1 taza de cantalupo, en cubos

¼ cucharadita de canela, molida

1 onza agua de coco

**Preparación:**

Pelar el pomelo y dividirlo en gajos. Cortar cada gajo por la mitad y dejar a un lado.

Lavar la menta y romper con las manos. Dejar a un lado.

Cortar el cantalupo por la mitad. Remover las semillas y pulpa. Cortar y pelar un gajo grande. Trozarlo y rellenar un vaso medidor. Reservar el resto en la nevera. Combinar el pomelo, menta y cantalupo en una juguera, y pulsar. Transferir a un vaso y añadir la canela y agua de coco. Agregar hielo y servir inmediatamente.

**Información nutricional por porción:** Kcal: 144, Proteínas: 4.2g, Carbohidratos: 42.6g, Grasas: 0.9g

## 15.    Jugo de Espinaca y Arándanos Agrios

**Ingredientes:**

1 taza de espinaca bebé, en trozos

1 taza de arándanos agrios

1 taza de cantalupo, en cubos

1 taza de perejil, en trozos

1 pepino mediano, sin piel

1 cucharada de miel cruda

**Preparación:**

Combinar la espinaca y perejil en un colador, y lavar bajo agua fría. Romper con las manos y dejar a un lado.

Lavar los arándanos agrios y dejar a un lado.

Cortar el cantalupo por la mitad. Remover las semillas y pulpa. Cortar dos gajos y pelarlos. Trozar y dejar a un lado. Reservar el resto en la nevera.

Lavar el pepino y cortarlo en rodajas gruesas. Dejar a un lado.

Procesar la espinaca bebé, arándanos agrios, cantalupo, perejil y pepino en una juguera.

Transferir a vasos y añadir la miel.

Refrigerar 5 minutos antes de servir.

**Información nutricional por porción:** Kcal: 197, Proteínas: 10.2g, Carbohidratos: 58.3g, Grasas: 2.2g

## 16.    Jugo de Manzana y Banana

### Ingredientes:

1 manzana Granny Smith mediana, sin centro

1 banana grande, en trozos

1 taza de semillas de granada

1 cucharada de miel líquida

1 onza de agua

### Preparación:

Lavar la manzana y cortarla por la mitad. Remover el centro y trozar. Dejar a un lado. Pelar la banana y trozarla. Dejar a un lado. Cortar la parte superior de la granada y deslizar hacia las membranas blancas. Remover las semillas a un vaso medidor y dejar a un lado. Combinar la mañana, banana y semillas de granada en una juguera, y pulsar. Transferir a un vaso y añadir la miel y agua.

Servir frío.

**Información nutricional por porción:** Kcal: 243, Proteínas: 3.6g, Carbohidratos: 70.1g, Grasas: 1.8g

## 17.    Jugo de Durazno y Manzana

**Ingredientes:**

1 durazno grande, sin carozo y en trozos

1 manzana verde pequeña, sin centro y en trozos

1 taza de banana, en rodajas

¼ cucharadita de canela, molida

1 onza de agua de coco

1 cucharada de menta, picada

**Preparación:**

Lavar el durazno y cortarlo por la mitad. Remover el carozo y trozar. Dejar a un lado. Lavar la manzana y cortarla por la mitad. Remover el centro y trozar. Dejar a un lado. Pelar las bananas y cortarlas en rodajas finas. Rellenar un vaso medidor y reservar el resto en la nevera. Combinar el durazno, manzana y bananas en una juguera, y pulsar. Transferir a un vaso y añadir la canela y agua de coco. Agregar hielo y rociar con menta para más sabor.

**Información nutricional por porción:** Kcal: 362, Proteínas: 5.5g, Carbohidratos: 104g, Grasas: 1.7g

## 18.    Jugo de Papaya y Repollo

**Ingredientes:**

1 taza de papaya, en trozos

1 taza de repollo, en trozos

1 taza de lechuga de hoja roja, en trozos

2 kiwis enteros, sin piel

1 lima entera, sin piel

1 cucharadita de azúcar de coco

½ taza de agua de coco pura, sin endulzar

**Preparación:**

Pelar la papaya y cortarla por la mitad. Remover las semillas y pulpa. Trozar y dejar a un lado.

Combinar el repollo y lechuga en un colador, y lavar bajo agua fría. Romper con las manos y dejar a un lado.

Pelar los kiwis y lima y cortarlos por la mitad. Dejar a un lado.

Procesar la papaya, repollo, lechuga, kiwis y lima en una

juguera.

Transferir a vasos y añadir el agua de coco y azúcar de coco.

Agregar hielo y servir inmediatamente.

**Información nutricional por porción:** Kcal: 201, Proteínas: 7g, Carbohidratos: 61.7g, Grasas: 1.7g

## 19.    Jugo de Remolacha y Zanahoria

### Ingredientes:

1 taza de remolachas, recortadas

1 zanahoria grande, en rodajas

1 taza de palta, en trozos

1 nudo de jengibre pequeño

¼ cucharadita cúrcuma, molida

2 onzas agua

### Preparación:

Recortar las partes verdes de la remolacha. Pelarla y cortar en rodajas finas. Rellenar un vaso medidor y refrigerar el resto.

Lavar y pelar la zanahoria. Trozar y dejar a un lado.

Pelar la palta y cortarla por la mitad. Remover el carozo y trozar. Rellenar un vaso medidor y reservar el resto en la nevera.

Pelar el nudo de jengibre y trozarlo. Dejar a un lado.

Combinar la remolacha, zanahoria, palta y jengibre en una juguera, y pulsar. Transferir a un vaso y añadir la cúrcuma y agua. Refrigerar 10 minutos antes de servir.

**Información nutricional por porción:** Kcal: 265, Proteínas: 5.9g, Carbohidratos: 33.4g, Grasas: 21.8g

## 20.    Jugo de Cereza y Banana

**Ingredientes:**

1 taza de cerezas frescas, sin carozo

1 banana pequeña, sin piel

2 tazas de uvas verdes

1 lima entera, sin piel

1 cucharada de agua de coco

**Preparación:**

Lavar las cerezas usando un colador. Lavar y cortarlas por la mitad. Remover los carozos y rellenar un vaso medidor. Reservar el resto en la nevera.

Pelar y trozar la banana. Dejar a un lado.

Lavar las uvas bajo agua fría y remover las ramas. Dejar a un lado.

Pelar la lima y cortarla por la mitad. Dejar a un lado.

Combinar las cerezas, banana, uvas y lima en una juguera, y pulsar. Transferir a un vaso y añadir el agua de coco.

Servir inmediatamente.

**Información nutricional por porción:** Kcal: 292, Proteínas: 4.1g, Carbohidratos: 82.9g, Grasas: 1.3g

## 21.    Jugo de Coliflor y Apio

**Ingredientes:**

1 taza de coliflor, en trozos

1 taza de apio, en trozos

1 taza de espárragos, en trozos

1 taza de pepino, en rodajas

¼ cucharadita de cúrcuma, molida

¼ cucharadita de pimienta cayena, molida

**Preparación:**

Lavar la coliflor y recortar las hojas externas. Trozar y rellenar un vaso medidor. Reservar el resto.

Lavar el apio y trozarlo. Dejar a un lado.

Lavar los espárragos bajo agua fría. Recortar las puntas y trozar. Dejar a un lado.

Lavar el pepino y cortarlo en rodajas finas. Rellenar un vaso medidor y reservar el resto en la nevera.

Combinar la coliflor, apio, espárragos y pepino en una

juguera, y pulsar. Transferir a un vaso y añadir la cúrcuma y pimienta cayena.

Servir inmediatamente.

**Información nutricional por porción:** Kcal: 52, Proteínas: 6.1g, Carbohidratos: 15.4g, Grasas: 0.7g

## 22.    Jugo de Calabacín y Limón

**Ingredientes:**

1 calabacín mediano, en trozos

1 limón entero, sin piel

1 taza de col rizada fresca, en trozos

1 lima entera, sin piel

1 taza de menta fresca, en trozos

**Preparación:**

Lavar el calabacín y trozarlo. Dejar a un lado.

Pelar el limón y lima. Cortarlos por la mitad y dejar a un lado.

Lavar la col rizada bajo agua fría. Colar y trozar. Dejar a un lado.

Lavar y trozar la mente. Dejar a un lado.

Combinar la col rizada, calabacín, limón, lima y menta en una juguera. Pulsar y transferir a un vaso. Agregar hielo picado.

Servir inmediatamente.

**Información nutricional por porción:** Kcal: 79, Proteínas: 7g, Carbohidratos: 24.7g, Grasas: 1.7g

## 23.    Jugo de Espinaca y Brotes de Bruselas

**Ingredientes:**

2 tazas de espinaca, en trozos

1 taza de Brotes de Bruselas, en trozos

1 taza de pimiento rojo, en trozos

1 manzana roja deliciosa grande, sin piel ni centro

¼ cucharadita de jengibre molido fresco

**Preparación:**

Lavar la espinaca y romper con las manos. Dejar a un lado.

Lavar los brotes de Bruselas y recortar las capas externas. Cortarlos por la mitad y dejar a un lado.

Lavar el pimiento y cortarlo por la mitad. Remover las semillas y trozar. Dejar a un lado.

Lavar la manzana y remover el centro. Trozar y dejar a un lado.

Combinar la espinaca, brotes de Bruselas, pimiento y manzana en una juguera.

Transferir a vasos y añadir la miel.

Agregar hielo y servir inmediatamente.


**Información nutricional por porción:** Kcal: 196, Proteínas: 6.8g, Carbohidratos: 55.6g, Grasas: 1.4g

## 24.    Jugo de Rábano y Calabacín

**Ingredientes:**

3 rábanos grandes, en trozos

1 calabacín pequeño, en rodajas

1 taza de palta, en cubos

1 taza de apio, en trozos

1 taza de pepino, en rodajas

¼ cucharadita de sal

1 onza de agua

**Preparación:**

Lavar y trozar los rábanos. Dejar a un lado.

Lavar el calabacín y cortarlo en rodajas finas. Dejar a un lado.

Pelar la palta y cortarla por la mitad. Remover el carozo y cortar en cubos. Rellenar un vaso medidor y reservar el resto.

Lavar el apio y trozarlo. Dejar a un lado.

Lavar el pepino y cortarlo en rodajas finas. Rellenar un vaso medidor y reservar el resto. Dejar a un lado.

Combinar los rábanos, calabacín, palta, apio y pepino en una juguera, y pulsar. Transferir a un vaso y añadir la sal y agua.

Servir frío.

**Información nutricional por porción:** Kcal: 235, Proteínas: 5.6g, Carbohidratos: 22.3g, Grasas: 22.6g

## 25. Jugo de Cantalupo y Manzana

**Ingredientes:**

1 gajo grande de cantalupo

1 manzana verde pequeña, sin centro

1 taza de semillas de granada

1 nudo de jengibre pequeño, en rodajas

1 onza de agua

**Preparación:**

Cortar el cantalupo por la mitad. Remover las semillas y cortar un gajo grande. Pelarlo y trozarlo. Reservar el resto en la nevera.

Lavar la manzana y cortarla por la mitad. Remover el centro y trozar. Dejar a un lado.

Cortar la parte superior de la granada y deslizar hacia las membranas blancas. Remover las semillas a un vaso medidor y dejar a un lado.

Pelar y trozar el jengibre. Dejar a un lado.

Combinar el cantalupo, manzana, granada y jengibre en

una juguera, y pulsar. Transferir a un vaso y añadir agua para ajustar la amargura.

Refrigerar 10 minutos antes de servir.

**Información nutricional por porción:** Kcal: 162, Proteínas: 3.1g, Carbohidratos: 45.3g, Grasas: 1.5g

## 26.    Jugo de Damasco y Manzana

**Ingredientes:**

3 damascos enteros, en trozos

1 manzana verde grande, sin centro

2 kiwis enteros, sin piel y por la mitad

1 banana grande, en trozos

**Preparación:**

Lavar los damascos y cortarlos por la mitad. Remover los carozos y trozar. Dejar a un lado.

Lavar la manzana y cortarla por la mitad. Remover el centro y trozar. Dejar a un lado. Pelar y cortar el kiwi por la mitad. Dejar a un lado. Pelar la banana y trozarla. Dejar a un lado.

Combinar los damascos, manzana, kiwi y banana en una juguera, y pulsar. Transferir a un vaso y añadir hielo.

Servir inmediatamente.

**Información nutricional por porción:** Kcal: 313, Proteínas: 5.4g, Carbohidratos: 91g, Grasas: 1.9g

## 27.    Jugo de Calabaza y Limón

### Ingredientes:

1 taza de calabaza, en cubos

1 limón entero, sin piel

1 taza de brócoli, en trozos

1 taza de hinojo, en trozos

1 taza de pepino, en rodajas

### Preparación:

Cortar la parte superior de la calabaza y luego por la mitad. Remover las semillas, cortar un gajo grande y pelarlo. Cortar en cubos pequeños y rellenar un vaso medidor. Reservar el resto en la nevera.

Pelar el limón y cortarlo por la mitad. Dejar a un lado.

Lavar el brócoli y recortar las hojas externas. Trozar y rellenar un vaso medidor. Reservar el resto.

Recortar las capas marchitas de la coliflor. Trozarla y rellenar un vaso medidor. Reservar el resto.

Lavar el pepino y cortarlo en rodajas finas. Rellenar un vaso medidor y reservar el resto en la nevera. Dejar a un lado.

Combinar la calabaza, limón, brócoli, hinojo y pepino en una juguera, y pulsar. Transferir a un vaso y añadir hielo picado.

Servir inmediatamente.

**Información nutricional por porción:** Kcal: 196, Proteínas: 2.8g, Carbohidratos: 55.5g, Grasas: 1.3g

## 28.   Jugo de Perejil y Pomelo

**Ingredientes:**

2 tazas de perejil, en trozos

1 pomelo entero, sin piel

1 taza de sandía, en cubos

7 onzas de frijoles verdes, en trozos

½ taza de agua de coco pura

**Preparación:**

Lavar el perejil bajo agua fría. Romper con las manos y dejar a un lado.

Pelar y trozar el pomelo. Dejar a un lado.

Cortar la sandía por la mitad. Para una taza, necesitará 1 gajo grande. Pelarlo y trozarlo. Remover las semillas y dejar a un lado. Reservar el resto para otros jugos.

Lavar los frijoles y trozarlos. Ponerlos en una olla de agua hirviendo, y cocinar por 3 minutos. Remover del fuego, colar y dejar a un lado.

Procesar el perejil, pomelo, sandía y frijoles en una juguera.

Transferir a vasos y añadir el agua de coco.

Agregar hielo y servir inmediatamente.

**Información nutricional por porción:** Kcal: 161, Proteínas: 6.4g, Carbohidratos: 45.6g, Grasas: 1.5g

## 29.    Jugo de Coliflor y Brotes de Bruselas

**Ingredientes:**

1 taza de coliflor, en trozos

1 taza de Brotes de Bruselas, por la mitad

1 pimiento rojo grande, en trozos

¼ cucharadita de jengibre, molido

1 onza de agua

**Preparación:**

Recortar las hojas externas de la coliflor. Lavarla y trozarla. Rellenar un vaso medidor y reservar el resto en la nevera.

Lavar los brotes de Bruselas y recortar las capas marchitas. Cortarlos por la mitad y rellenar un vaso medidor. Dejar a un lado. Lavar el pimiento y cortarlo por la mitad. Remover las semillas y rama. Trozar y dejar a un lado. Combinar la coliflor, brotes de Bruselas y pimiento en una juguera, y pulsar. Transferir a un vaso y añadir el agua y jengibre.

Servir inmediatamente.

**Información nutricional por porción:** Kcal: 106, Proteínas: 9.6g, Carbohidratos: 30.9g, Grasas: 1.3g

## 30.    Jugo de Pera y Ciruela

**Ingredientes:**

1 pera grande, sin centro

1 ciruela entera, sin carozo y en trozos

1 taza de frambuesas

1 manzana Granny Smith mediana, sin centro

¼ cucharadita de canela, molida

1 onza de agua de coco

**Preparación:**

Lavar la pera y cortarla por la mitad. Remover el centro y trozar. Dejar a un lado.

Lavar la ciruela y cortarla por la mitad. Remover el carozo y dejar a un lado.

Lavar las frambuesas. Colar y dejar a un lado.

Lavar la manzana y cortarla por la mitad. Remover el centro y trozar. Dejar a un lado.

Combinar la pera, ciruela, frambuesas y manzana en una

juguera, y pulsar. Transferir a un vaso y añadir la canela y agua de coco. Agregar hielo picado y servir inmediatamente.

**Información nutricional por porción:** Kcal: 239, Proteínas: 3.5g, Carbohidratos: 79.9g, Grasas: 1.6g

## 31.    Jugo de Menta y Manzana

**Ingredientes:**

1 taza de menta fresca, en trozos

1 manzana Roja Deliciosa pequeña, sin centro

1 taza de mango, en trozos

1 durazno mediano, sin carozo

**Preparación:**

Lavar la menta bajo agua fría y romper con las manos. Dejar a un lado.

Lavar la manzana y cortarla por la mitad. Remover el centro y trozar. Dejar a un lado.

Pelar el mango y trozarlo. Rellenar un vaso medidor y reservar el resto en la nevera.

Lavar el durazno y cortarlo por la mitad: Remover el carozo y trozar. Dejar a un lado.

Combinar la menta, manzana, mango y durazno en una juguera, y pulsar. Transferir a un vaso y añadir algunos cubos de hielo.

Servir inmediatamente.

**Información nutricional por porción:** Kcal: 227, Proteínas: 4.1g, Carbohidratos: 64.9g, Grasas: 1.6g

## 32.    Jugo de Banana y Manzana

**Ingredientes:**

1 banana grande, sin piel y en trozos

1 manzana Granny Smith pequeña, sin centro

1 taza de col rizada fresca, en trozos

1 taza de Brotes de Bruselas, por la mitad

¼ cucharadita de jengibre, molido

1 onza de agua de coco

**Preparación:**

Pelar la banana y trozarla. Dejar a un lado.

Lavar la manzana y cortarla por la mitad. Remover el centro y trozar. Dejar a un lado. Lavar la col rizada bajo agua fría y colar. Trozar y dejar a un lado. Lavar los brotes de Bruselas y remover las capas marchitas. Cortarlos por la mitad y dejar a un lado. Combinar la banana, manzana, col rizada y brotes de Bruselas en una juguera, y pulsar. Transferir a un vaso y añadir el agua de coco y jengibre. Agregar hielo y servir inmediatamente.

**Información nutricional por porción:** Kcal: 223, Proteínas: 7.9g, Carbohidratos: 64.4g, Grasas: 1.6g

## 33.   Jugo de Limón y Alcachofa

**Ingredientes:**

1 limón entero, sin piel

1 alcachofa mediana, en trozos

1 taza de cerezas frescas, sin carozo

1 manzana mediana, sin centro

¼ cucharadita de canela, molida

**Preparación:**

Pelar el limón y cortarlo por la mitad. Dejar a un lado.

Lavar la alcachofa y recortar las hojas externas. Trozar y dejar a un lado.

Lavar las cerezas en un colador grande. Cortarlas por la mitad y remover los carozos. Dejar a un lado.

Lavar la manzana y cortarla por la mitad. Remover el centro y trozar. Dejar a un lado.

Combinar el limón, alcachofa, cerezas y manzana en una juguera, y pulsar. Transferir a un vaso y añadir la canela.

Refrigerar 5 minutos antes de servir.

**Información nutricional por porción:** Kcal: 205, Proteínas: 7.2g, Carbohidratos: 66.2g, Grasas: 0.9g

## 34.    Jugo de Damasco y Cúrcuma

### Ingredientes:

2 damascos enteros, sin carozo

¼ cucharadita de cúrcuma, molida

2 pomelos enteros

1 taza de verdes de ensalada, en trozos

### Preparación:

Lavar los damascos y cortarlos por la mitad. Remover los carozos y trozar. Dejar a un lado. Pelar los pomelos y dividirlos en gajos. Cortar cada gajo por la mitad y dejar a un lado. Lavar los verdes de ensalada bajo agua fría. Colar y trozar. Dejar a un lado. Combinar los damascos, pomelo y verdes de ensalada en una juguera, y pulsar. Transferir a un vaso y añadir la cúrcuma.

Refrigerar 5 minutos antes de servir.

**Información nutricional por porción:** Kcal: 208, Proteínas: 5.8g, Carbohidratos: 62.1g, Grasas: 1.2g

## 35.	Jugo de Frambuesa y Limón

**Ingredientes:**

1 taza de frambuesas

1 limón entero, sin piel

1 taza de remolachas, en rodajas

1 pera mediana, en trozos

1 onza de agua

**Preparación:**

Lavar las frambuesas. Colar y dejar a un lado. Pelar el limón y cortarlo por la mitad. Dejar a un lado. Lavar las remolachas y recortar las partes verdes. Cortar en rodajas finas y rellenar un vaso medidor. Reservar el resto. Lavar la pera y cortarla por la mitad. Remover el centro y trozar. Dejar a un lado. Combinar las frambuesas, limón, remolachas y pera en una juguera, y pulsar. Transferir a un vaso y añadir el agua. Refrigerar 5 minutos antes de servir.

**Información nutricional por porción:** Kcal: 165, Proteínas: 4.9g, Carbohidratos: 60.2g, Grasas: 1.4g

## 36.    Jugo de Pepino y Arándanos Agrios

**Ingredientes:**

1 taza de pepino, en rodajas

1 taza de arándanos agrios enteros

1 gajo grande de melón dulce

2 frutillas grandes

1 onza agua de coco

**Preparación:**

Lavar el pepino y cortarlo en rodajas finas. Rellenar un vaso medidor y reservar el resto. Dejar a un lado.

Lavar los arándanos agrios en un colador. Colar y dejar a un lado.

Cortar el melón por la mitad. Remover las semillas y lavarlo. Cortar un gajo y pelarlo. Trozar y dejar a un lado.

Lavar las frutillas y remover las hojas. Trozar y dejar a un lado.

Combinar el pepino, arándanos agrios, melón y frutillas en una juguera, y pulsar. Transferir a un vaso y añadir algunos cubos de hielo.

Servir inmediatamente.

**Información nutricional por porción:** Kcal: 96, Proteínas: 1.8g, Carbohidratos: 31.4g, Grasas: 0.6g

## 37.    Jugo de Espinaca y Zanahoria

**Ingredientes:**

1 tomate mediano entero, en trozos

1 taza de espinaca fresca, en trozos

1 zanahoria mediana, en rodajas

1 taza de apio, en trozos

¼ cucharadita de sal

¼ cucharadita de vinagre balsámico

**Preparación:**

Lavar la espinaca bajo agua fría. Trozar y dejar a un lado.

Lavar y pelar la zanahoria. Cortar en rodajas finas y dejar a un lado.

Lavar el tomate y ponerlo en un tazón pequeño. Trozarlo y reservar el jugo. Dejar a un lado.

Lavar y trozar el apio. Dejar a un lado.

Combinar la espinaca, zanahoria, tomate y apio en una juguera, y pulsar. Transferir a un vaso y añadir la sal, vinagre y jugo de tomate.

Servir frío.


**Información nutricional por porción:** Kcal: 72, Proteínas: 8.4g, Carbohidratos: 21.2g, Grasas: 1.4g

## 38.  Jugo de Banana y Moras

**Ingredientes:**

1 taza de trozos de ananá

1 banana grande, en rodajas

1 taza de moras

1 lima entera, sin piel

1 onza de agua

**Preparación:**

Pelar la banana y cortarla en rodajas finas. Dejar a un lado.

Poner las moras en un colador pequeño y lavar bajo agua fría. Colar y dejar a un lado. Cortar la parte superior del ananá y pelarlo. Cortarlo en rodajas finas, rellenar un vaso medidor y reservar el resto. Pelar la lima y cortarla por la mitad. Dejar a un lado. Combinar la banana, moras, ananá y lima en una juguera, y pulsar. Transferir a un vaso y añadir hielo antes de servir.

**Información nutricional por porción:** Kcal: 222, Proteínas: 4.5g, Carbohidratos: 70.2g, Grasas: 1.4g

## 39.    Jugo de Lima y Manzana

**Ingredientes:**

1 lima entera, sin piel

1 manzana Granny Smith pequeña, sin centro

1 taza de frutillas, en trozos

1 limón entero, sin piel

2 onzas agua de coco

¼ cucharadita canela, molida

**Preparación:**

Pelar la lima y limón. Cortarlos por la mitad y dejar a un lado.

Lavar la manzana y cortarla por la mitad. Remover el centro y trozar. Dejar a un lado.

Lavar las frutillas y remover las ramas. Trozar y rellenar un vaso medidor. Reservar el resto.

Combinar la lima, limón, frutillas y manzana en una juguera, y pulsar. Transferir un vaso y añadir el agua de coco y canela.

Agregar hielo picado y servir inmediatamente.

**Información nutricional por porción:** Kcal: 122, Proteínas: 2.4g, Carbohidratos: 39.7g, Grasas: 0.9g

## 40.    Jugo de Tomate y Berro

**Ingredientes:**

1 tomate mediano entero, en trozos

1 taza de berro, en trozos

1 pimiento rojo grande, en trozos

1 rama de romero

1 onza de agua

**Preparación:**

Lavar el tomate y ponerlo en un tazón pequeño. Trozar y reservar el jugo. Dejar a un lado. Lavar el berro bajo agua fría. Colar y romper con las manos. Dejar a un lado. Lavar el pimiento y cortarlo por la mitad. Remover las semillas y trozar. Dejar a un lado.

Combinar el tomate, berro y pimiento en una juguera, y pulsar. Transferir a un vaso y añadir el agua y jugo de tomate. Rociar con romero y servir inmediatamente.

**Información nutricional por porción:** Kcal: 56, Proteínas: 3.5g, Carbohidratos: 15.1g, Grasas: 0.7g

## 41.    Jugo de Apio y Limón

**Ingredientes:**

1 taza de apio, en trozos

1 limón entero, sin piel

1 zanahoria grande, en rodajas

1 manzana Dorada Deliciosa pequeña, sin centro

¼ cucharadita cúrcuma, molida

¼ cucharadita jengibre, molido

**Preparación:**

Lavar el apio y trozarlo. Dejar a un lado.

Pelar el limón y cortarlo por la mitad. Dejar a un lado.

Lavar y pelar la zanahoria. Cortarla en rodajas finas y dejar a un lado.

Lavar la manzana y cortarla por la mitad. Remover el centro y trozar. Dejar a un lado.

Combinar el apio, limón, zanahoria y manzana en una juguera, y pulsar. Transferir a un vaso y añadir el agua, cúrcuma y jengibre.

Servir inmediatamente.


**Información nutricional por porción:** Kcal: 105, Proteínas: 2.4g, Carbohidratos: 32.8g, Grasas: 0.7g

## 42.    Jugo de Durazno y Manzana

**Ingredientes:**

1 durazno grande, sin carozo y en trozos

1 manzana verde mediana, sin centro y en trozos

1 taza de sandía, en cubos

1 banana pequeña, en trozos

¼ cucharadita de canela, molida

**Preparación:**

Lavar el durazno y cortarlo por la mitad. Remover el carozo y trozar. Dejar a un lado.

Lavar la manzana y cortarla por la mitad. Remover el centro y trozar. Dejar a un lado.

Cortar la sandía por la mitad. Cortar un gajo grande y reservar el resto en la nevera. Pelar el gajo y cortarlo en cubos. Remover las semillas y rellenar un vaso medidor. Dejar a un lado.

Pelar la banana y trozarla. Dejar a un lado.

Combinar la sandía, durazno, manzana y banana en una

juguera, y pulsar. Transferir a un vaso y añadir la canela.

Agregar hielo y servir inmediatamente.


**Información nutricional por porción:** Kcal: 260, Proteínas: 4.4g, Carbohidratos: 73.9g, Grasas: 1.3g

## 43.    Jugo de Pepino y Col Rizada

**Ingredientes:**

1 taza de pepino, en rodajas

1 taza de col rizada fresca, en trozos

1 taza de espinaca fresca, en trozos

1 taza de Acelga, en trozos

¼ cucharadita de jengibre, molido

1 onza de agua

**Preparación:**

Lavar el pepino y cortarlo en rodajas finas. Rellenar un vaso medidor y reservar el resto en la nevera.

Combinar la espinaca, col rizada y acelga en un colador grande. Lavar bajo agua fría y colar. Trozar y dejar a un lado. Combinar el pepino, col rizada, espinaca y acelga en una juguera, y pulsar. Transferir a un vaso y añadir el jengibre y agua. Refrigerar 5 minutos antes de servir.

**Información nutricional por porción:** Kcal: 63, Proteínas: 9.9g, Carbohidratos: 16.7g, Grasas: 1.6g

## 44.    Jugo de Frutilla y Banana

**Ingredientes:**

1 taza de frutillas, en trozos

1 taza de banana, en trozos

1 taza de cantalupo, en trozos

2 ciruela enteras, en trozos

¼ cucharadita de canela, molida

**Preparación:**

Lavar las frutillas y remover las ramas. Trozar y dejar a un lado.

Pelar la banana y trozarla. Rellenar un vaso medidor y reservar el resto. Dejar a un lado.

Cortar el cantalupo por la mitad. Remover las semillas y cortar un gajo grande. Pelarlo y trozarlo. Rellenar un vaso medidor y reservar el resto en la nevera.

Lavar las ciruelas y cortarlas por la mitad. Remover los carozos y trozar. Dejar a un lado.

Combinar las frutillas, banana, cantalupo y ciruelas en una

juguera, y pulsar. Transferir a un vaso y añadir la canela.

Agregar hielo picado y servir inmediatamente.

**Información nutricional por porción:** Kcal: 249, Proteínas: 4.8g, Carbohidratos: 73.1g, Grasas: 1.5g

## 45.     Jugo de Repollo y Remolacha

**Ingredientes:**

1 taza de repollo morado, en trozos

1 taza de remolachas, en rodajas

1 pimiento rojo grande, en trozos

1 taza de espinaca fresca, en trozos

3 tomates cherry, por la mitad

¼ cucharadita de sal

**Preparación:**

Combinar el repollo y espinaca en un colador grande. Lavar bajo agua fría y colar. Trozar y dejar a un lado.

Lavar las remolachas y recortar las partes verdes. Pelarla y cortar en rodajas finas. Rellenar un vaso medidor. Reservar el resto.

Lavar el pimiento y cortarlo por la mitad. Remover las semillas. Trozar y dejar a un lado.

Lavar los tomates cherry y remover las hojas. Cortarlos por la mitad y dejar a un lado.

Combinar el repollo, remolacha, pimiento, espinaca y tomates en una juguera, y pulsar. Transferir a un vaso y añadir la sal.

Servir inmediatamente.

**Información nutricional por porción:** Kcal: 134, Proteínas: 11.5g, Carbohidratos: 39.1g, Grasas: 1.8g

## 46.    Jugo de Remolacha y Manzana

**Ingredientes:**

1 remolacha entera, en trozos

1 manzana Granny Smith pequeña, sin centro

1 taza de sandía, en cubos

1 cucharadita extracto de limón

**Preparación:**

Lavar y recortar la remolacha. Trozar y dejar a un lado.

Lavar la manzana y cortarla por la mitad. Remover el centro y trozar. Dejar a un lado.

Cortar la parte superior de la sandía. Cortarla por la mitad y sacar un gajo grande. Pelarlo y cortarlo en cubos pequeños. Remover las semillas y rellenar un vaso medidor. Reservar el resto en la nevera. Combinar la remolacha, manzana y sandía en una juguera, y pulsar. Transferir a un vaso y añadir extracto de limón. Refrigerar 10 minutos antes de servir.

Decorar con menta y servir.

**Información nutricional por porción:** Kcal: 138, Proteínas: 2.8g, Carbohidratos: 38.9g, Grasas: 0.6g

# OTROS TITULOS DE ESTE AUTOR

70 Recetas De Comidas Efectivas Para Prevenir Y Resolver Sus Problemas De Sobrepeso: Queme Calorías Rápido Usando Dietas Apropiadas y Nutrición Inteligente

Por

Joe Correa CSN


48 Recetas De Comidas Para Eliminar El Acné: ¡El Camino Rápido y Natural Para Reparar Sus Problemas de Acné En 10 Días O Menos!

Por

Joe Correa CSN


41 Recetas De Comidas Para Prevenir el Alzheimer: ¡Reduzca El Riesgo de Contraer La Enfermedad de Alzheimer De Forma Natural!

Por

Joe Correa CSN


70 Recetas De Comidas Efectivas Para El Cáncer De Mama: Prevenga Y Combata El Cáncer De Mama Con una Nutrición Inteligente y Alimentos Poderosos

Por

Joe Correa CSN

9 781635 317749